中医历代名家学术研究丛书

主编 潘桂娟

刘寨华 编著

吴鞠通

Academic Research Series of Famous
Doctors of Traditional Chinese
Medicine through the Ages

"十三五"国家重点图书出版规划项目

中国中医药出版社

·北 京·

图书在版编目（CIP）数据

中医历代名家学术研究丛书．吴鞠通／潘桂娟主编；刘寨华编著．
—北京：中国中医药出版社，2017.9
ISBN 978-7-5132-4247-9

Ⅰ．①中… Ⅱ．①潘… ②刘… Ⅲ．①中医临床—经验—中国
—清代 Ⅳ．① R249.1

中国版本图书馆 CIP 数据核字（2017）第 117396 号

中国中医药出版社出版

北京市朝阳区北三环东路 28 号易亨大厦 16 层
邮政编码　100013
传真　010 64405750
河北新华第二印刷有限责任公司印刷
各地新华书店经销

开本 880×1230　1/32　印张 6　字数 154 千字
2017 年 9 月第 1 版　2017 年 9 月第 1 次印刷
书号　ISBN 978 - 7 - 5132 - 4247 - 9

定价　45.00 元
网址　www.cptcm.com

社　长　热　线　010-64405720
购　书　热　线　010-89535836
侵　权　打　假　010-64405753

微信服务号　zgzyycbs
微商城网址　https://kdt.im/LIdUGr
官方微博　http://e.weibo.com/cptcm
天猫旗舰店网址　https://zgzyycbs.tmall.com

如有印装质量问题请与本社出版部联系（010 64405510）

项目来源及国家重点图书出版计划

2005 年度国家"973"计划课题"中医理论体系框架结构与内涵研究"（编号：2005CB532503）

2009 年度科技部基础性工作专项重点项目"中医药古籍与方志的文献整理"（编号：2009FY120300）子课题"古代医家学术思想与诊疗经验研究"

2013 年度国家"973"计划项目"中医理论体系框架结构研究"（编号：2013CB532000）

国家中医药管理局重点研究室"中医理论体系结构与内涵研究室"建设规划

"十三五"国家重点图书、音像、电子出版物出版规划（医药卫生）

前言

中医理论肇始于《黄帝内经》《难经》，本草学探源于《神农本草经》，辨证论治及方剂学发轫于《伤寒杂病论》。在此基础上，历代医家结合自身的思考与实践，提出独具特色的真知灼见，不断革故鼎新，充实完善，使得中医药学具有系统的知识体系结构、丰富的原创理论内涵、显著的临床诊治疗效、深邃的中国哲学背景和特有的话语表达方式。历代医家本身就是"活"的学术载体，他们刻意研精，探微索隐，华叶递荣，日新其用。因此，中医药学发展的历史进程，始终呈现出一派继承不泥古、发扬不离宗的繁荣景象。

中国中医科学院中医基础理论研究所，自 2008 年起相继依托 2005 年度国家"973"计划课题"中医学理论体系框架结构与内涵研究"、2009 年度科技部基础性工作专项重点项目"中医药古籍与方志的文献整理"子课题"古代医家学术思想与诊疗经验研究"、2013 年度国家"973"计划项目"中医理论体系框架结构研究"，以及国家中医药管理局重点研究室"中医理论体系结构与内涵研究室"建设规划，联合北京中医药大学等 16 所高等院校及科研和医疗机构的专家、学者，选取历代具有代表性或学术特色突出的医家，系统地阐释与解析其代表性学术思想和诊疗经验，旨在发掘与传承、丰富与完善中医理论体系，为提升中医师理论水平和临床实践能力和水平提供参考和借鉴。本套丛书即是此系列研究阶段性成果总结而成。

综观历史，凡能称之为"大医"者，大都博览群书，学问淹博赅洽，集百家之言，成一家之长。因此，我们以每位医家独立成书，尽可能尊重原著，进行总结、提炼和阐发。此外，本丛书的另一个特点是，将医家特色学术观点与临床实践相印证，尽可能选择一些典型医案，用以说明理论的实践价值，便于临床施用。本丛书现已列入《"十三五"国家重点图书、音像、电子出版物出版规划》中的"医药卫生"重点图书出版计划，并将于"十三五"期间完成此项出版计划，拟收载历代102名中医名家，总字数约1600万。

丛书各分册作者，有中医基础学科和临床学科的资深专家、国家及行业重点学科带头人，也有中青年教师、科研人员和临床医师中的学术骨干，分别来自全国高等中医院校、科研机构和临床单位。从学科分布来看，涉及中医基础理论、中医各家学说、中医医史文献、中医经典及中医临床基础、中医临床各学科。全体作者以对中医药事业的拳拳之心，共同努力和无私奉献，历经数年成就了这份艰巨的工作，以实际行动切实履行了传承、运用、发展中医药学术的重大使命。

在完成上述科研项目及丛书撰写、统稿与审订的过程中，研究团队暨编委会和审订委员会全体成员，精益求精之心始终如一。在上述科研项目负责人、丛书总主编、中国中医科学院中医基础理论研究所潘桂娟研究员主持下，由常务副主编张宇鹏副研究员、陈曦副研究员及各分题负责人——翟双庆教授、刘桂荣教授、郑洪新教授、邢玉瑞教授、钱会南教授、马淑然教授、文颖娟教授、陆翔教授、杨卫彬研究员、崔为教授、柳亚平副教授、江泳副教授、王静波博士等，以及医史文献专家张效霞副教授，分别承担或参与了团队的组织和协调，课题任务书和丛书编写体例的起草、修订和具体组织实施，各单位课题研究任务的落实和分册文稿编写和审订等工作。编委会还多次组织工作会议和继续教育项目培训，组织审订委员会专家复审和修订；最终由总主编逐册复审、修订、统稿并组织作者再次修订各分册文稿。自 2015 年 6 月开始，编委会将丛书各分册文稿陆续提交中国中医药出版社，拟于 2019 年 12 月之前按计划完成本套丛书的出版。

2016 年 3 月，国家中医药管理局颁布了《关于加强中医理论传承创新的若干意见》，指出"加强对传承脉络清晰、理论特色鲜明的古代医家的学术思想研究，深入研究中医对生命、健康与疾病认知理论，系统总结中医养生保健、防病治病理论精华，提升中医理论指导临床实践和产品研发的能力，切实传承中医生命观、健康观、疾病观和预防治疗观"。上述项目研究及丛书的编写，是研究团队对国家层面"加强中医理论传承与创新"号召的积极响应，体现了当代中医学人敢于担当的勇气和矢志不渝的追求！通过此项全国协作的系统工程，凝聚了中医医史、文献、理论、临床研究的专门人才，培育了一支专业化的学术队伍。

在此衷心感谢中国中医科学院及其所属中医基础理论

研究所、中医药信息研究所、研究生院，以及北京中医药大学、陕西中医药大学、山东中医药大学、云南中医学院、安徽中医药大学、辽宁中医药大学、浙江中医药大学、成都中医药大学、湖南中医药大学、长春中医药大学、黑龙江中医药大学、南京中医药大学、河北中医学院、贵阳中医药大学、中日友好医院等16家科研、教学、医疗单位，对此项工作的大力支持！衷心感谢中国中医药出版社有关领导及华中健编审、伊丽萦博士及全体编校人员对丛书编写及出版的大力支持！

本丛书即将付梓之际，百余名作者感慨万千！希望广大读者透过本丛书，能够概要纵览中医药学术发展之历史脉络，撷取中医理论之精华，传承千载临床之经验，为中医药学术的振兴和人类卫生保健事业做出应有的贡献！

由于种种原因，书中难免有疏漏之处，敬请读者不吝批评指正，以促进本丛书不断修订和完善，共同推进中医药学术的继承与发扬！

《中医历代名家学术研究丛书》编委会

2016 年 9 月

一、本套丛书选取的医家，均为历代具有代表性或特色学术思想与临床经验的名家，包括汉代至晋唐医家6名、宋金元医家18名、明代医家25名、清代医家46名、民国医家7名，总计102名。每位医家独立成册，旨在对医家学术思想与诊疗经验等内容进行较为详尽的总结阐发，并进行精要论述。

二、丛书的编写，本着历史、文献、理论研究有机结合的原则，全面解读、系统梳理和深入研究医家原著，适当参考古今有关该医家的各类文献资料，对医家学术思想和诊疗经验，加以发掘、梳理、提炼、升华、概括，将其中具有理论意义、实践价值的独特内容阐发出来。

三、丛书在总体框架上，要求结构合理、层次清晰；在内容阐述上，要求概念正确、表述规范，持论公允、论证充分，观点明确、言之有据；在分册体量上，鉴于每个医家的具体情况不同，总体要求控制在10万～20万字。

四、丛书每一分册的正文结构，分为"生平概述""著作简介""学术思想""临证经验"与"后世影响"五个独立的内容范畴。各分册将拟论述的内容按照逻辑与次序，分门别类地纳入以上五个内容范畴之中。

五、"生平概述"部分，主要包括医家姓名字号、生卒年代、籍贯等基本信息，时代背景、从医经历以及相关问题的考辨等。

六、"著作简介"部分，逐一介绍医家的著作名称（包括现存、已经亡佚又经后人辑复的著作）、卷数、成书年代、主要内容、学术价值等。

七、"学术思想"部分，分为"学术渊源"与"学术特色"两部分进行论述。前者重在阐述医家之家传、师承、私淑（中医经典或前代医家思想对其影响）关系，重点发掘医家学术思想的历史传承与学术渊源；后者主要从独特的学术见解、学术成就、学术特点等方面，总结医家的主要学术思想特色。

八、"临证经验"部分，重点考察和论述医家学术著作中的医案、医论、医话，并有选择地收集历代杂文笔记、地方志等材料，从中提炼整理医家临床诊疗的思路与特色，发掘、总结其独到的诊治方法。此外，还根据医家不同情况，以适当方式选录部分反映医家学术思想与临证特色的医案。

九、"后世影响"部分，主要包括"学术影响与历代评价""学派传承（学术传承）""后世发挥"和"国外流传"等内容。其中，对医家的总体评价，重视和体现学术界共识和主流观点，在此基础上，有理有据地阐明新见解。

十、附以"参考文献"，标示引用著作名称及版本。同时，分册编写过程中涉及的期刊与学位论文，以及未经引用但能体现一定研究水准的期刊与学位论文也一并列出，以充分体现对该医家研究的整体状况。

十一、附以丛书全部医家名录，依照年代时间先后排列，以便查检。

十二、丛书正文标点符号使用，依据《中华人民共和国国家标准标点符号用法》（GB/T 15834–2011）。医家原书中出现的俗字、异体字等一律改为简化正体字，个别不能对应简化字的繁体字酌予保留。

《中医历代名家学术研究丛书》编委会

2016 年 9 月

内容提要

　　吴瑭，字配珩，号鞠通，生于清乾隆二十三年（1758），卒于清道光十六年（1836）；江苏淮阴人，清代著名医家，温病四大家之一；著有《温病条辨》《医医病书》《吴鞠通医案》等。吴鞠通明确提出了四时温病的范围和种类，为温病病种的划分确立了理论依据；创造性地提出了三焦辨证理论，确立了三焦分证的治疗原则，总结了辛凉解表、清热化湿、透营清热、养阴生津等治法，并创制了银翘散、桑菊饮、三仁汤、加减复脉汤等治疗温病的方剂。吴鞠通不仅精通温病，而且通晓内伤杂病诊治，在妇科、儿科疾病的辨治上也颇具特色。本书内容包括吴鞠通的生平概述、著作简介、学术思想、临证经验、后世影响等。

编写说明

吴瑭，字配珩，号鞠通，清代著名医家，温病四大家之一；著有《温病条辨》《医医病书》《吴鞠通医案》等。

现代以来，经在中国知网（CNKI）检索，自1957年1月至2015年12月间，有关吴鞠通学术思想及《温病条辨》等著作的研讨论文有800余篇；整理、研究类著作，有《吴鞠通医学全书》《吴鞠通研究集成》《温病条辨导读》《温病条辨通俗讲话》《温病条辨析评》等。上述论文的内容，大体可分为三类：一是考证吴鞠通的生平、籍贯、学术思想渊源及著作版本等；二是根据《温病条辨》《医医病书》《吴鞠通医案》，研讨吴鞠通的学术思想、学术成就、学术特色；三是关于吴鞠通临证经验、理法方药等在临床中运用的探讨。相关著作中，李刘坤主编的《吴鞠通医学全书》，对《温病条辨》《医医病书》《吴鞠通医案》进行了全文校注，并对吴鞠通的学术思想加以整理、总结。严冰主编的《吴鞠通研究集成》，按照《中华古代名医名著研究集成》的编写体例，分为四篇。第一篇：吴鞠通《温病条辨》《吴鞠通医案》《医医病书》的版本及后世主要研究著作；第二篇：已公开发表的研讨吴鞠通著作的论文总目录、选辑目录（1812～2009）；第三篇：有关吴鞠通的学术会议、论文目录和论文选辑目录；第四篇：研讨、弘扬、纪念吴鞠通的主要学术机构和活动等。杨进主编的《温病条辨导读》、刘景源编著的《温病条辨通俗讲话》等，对该书原文进行讲述和译释，并提出一些理论上的认识，以及实际运用的分析，通俗生动，启迪后学，便于学习者掌握吴鞠通的学术思想和临证应用特点。

本次整理研究，在以往吴鞠通学术思想研究的基础上，就吴鞠通的生平、籍贯、时代背景、影响吴鞠通学术思想形成的主要因素、主要学术观点、临证经验、辨治特色、用药策略、对后世的影响等，进行了比较翔实的阐述，力图全面、系统地将吴鞠通的主要学术成就和学术特色展示给读者。

本书以吴鞠通的三焦辨证纲领、温病学术特色及临证经验为主线，论述了吴鞠通温病三焦辨证体系的理论构成、治则治法、方药运用特点、典型医案，以及后世对温病三焦辨证的继承与发挥等。同时，还论述了吴鞠通"救阴保津""顾护脾胃"的学术观点，常用的保津液、护脾胃方法等。在以往相关研究基础上，阐述了吴鞠通学术思想对后世内科、妇科、儿科及方剂学发展的影响。本书的编写，旨在对学习和研讨吴鞠通温病学理论及临床上诊治温热病，研讨吴鞠通的内科、妇科、儿科学术思想以及方剂学成就，提供有益的参考。

本书编写所依据的吴鞠通著作版本：人民卫生出版社2005 年出版的《温病条辨》、中国中医药出版社 2005 年出版的《吴鞠通医学全书》中收录校注的《温病条辨》《医医病书》《吴鞠通医案》。

在此对参考文献的作者以及支持本项研究的各位同仁表示衷心的感谢！

中国中医科学院中医基础理论研究所　刘寨华

2015 年 6 月

目录

吴鞠通

生平概述

吴瑭,字配珩,号鞠通,生于清乾隆二十三年(1758),卒于清道光十六年(1836);江苏淮阴人,清代著名医家,温病四大家之一;著有《温病条辨》《医医病书》《吴鞠通医案》等。吴鞠通明确提出了四时温病的范围和种类,为温病病种的划分确立了理论依据;创造性地提出了三焦辨证理论,确立了三焦分证的治疗原则,总结了辛凉解表、清热化湿、透营清热、养阴生津等治法,并创制了银翘散、桑菊饮、三仁汤、加减复脉汤等治疗温病的方剂。吴鞠通还根据温病的病机特点,结合温病诊治的临床实践,总结了各种治疗禁忌,包括治法、方剂、服法、药量等。吴鞠通不仅创立了三焦辨证理论,制定三焦治疗大法,而且融三焦辨证于杂病辨治之中。其不仅精通温病,而且通晓内伤杂病诊治,如痹证、痢疾、疟疾、痉病等;在妇科、儿科疾病的辨治上也颇具特色。

一、时代背景

吴鞠通的学术成就,除自身勤奋努力之外,与其生活的时代也息息相关。吴鞠通一生的大部分时间,是处于“康乾盛世”时期。这一时期,社会稳定,经济发展,文化繁荣。当时,《古今图书集成》《四库全书》等大型学术著作相继问世。从当时的学术氛围来看,正值温病学派兴起,是医学界出现“寒温之争”的重要转折时期。对温病的诊治,逐步脱离了《伤寒论》的诊治框架而有自成体系的趋势;原属于伤寒病的温热病,其范畴逐渐扩大,成为各种温热性疾病的统称。但温病辨证论治体系尚未完备,温病治法亦尚未完全脱却伤寒,急性热病的理论与诊治经验正处在不断的积累和提高阶段，这些都为吴鞠通学术理论的形成创造了有利的条件。

此时在医学界出现了诸如叶天士、薛雪、徐灵胎、张璐等大家。吴鞠通注重继承中医经典，博采众家之长。特别在温病学方面，秉承《内经》《伤寒论》等经典著作，同时吸收和借鉴吴又可、叶天士等明清医家的学术成就。正如吴鞠通所言："瑭故历取诸贤精妙，考之《内经》，参以心得，为是编之作。诸贤如木工钻眼，已至九分，瑭特透此一分，做圆满会耳，非敢谓高过前贤也。"从临床机遇来看，透过《温病条辨》和《吴鞠通医案》，可以想见其一生治疗过大量的温病患者，因此有机会在临证中观察温病的发生发展过程，研究温病的辨证论治规律，这为其著书立说提供了可靠的实践依据。

二、生平纪略

（一）潜心苦读，历十七载

吴鞠通出生于一个穷书生家庭，从小便学习儒学，攻举子业，其学医并无家传。年轻时，曾见到有医者既不能"确识病情之寒热虚实燥润"，也不"精察药性"而投药，或者束手无策而贻误病人，这给他留下了深刻的印象。19岁时，因其父病逝而哀痛欲绝。如《温病条辨·自序》所曰："缘瑭十九岁时，父病年余，至于不起。瑭愧恨难名，哀痛欲绝，以为父病不知医，尚复何颜立天地间。遂购方书，伏读于苦块之余。至张长沙'外逐荣势，内忘身命'之论，因慨然弃举子业，专事方术。"吴鞠通自认为，"父病不知医，尚复何颜立天地间？"四年后，吴鞠通的侄儿巧官患温病，初起发喉痹，用冰硼散吹喉，病情反而加重，遍延诸医而无人懂得该病治法，最后全身发黄而死。吴鞠通自认初学未能深领医术，未敢盲目医治。其在《温病条辨·自序》里说："瑭以初学，未敢妄赞一词，然于是证，亦未得其要领。"父亲和侄子相继不治而去，使吴鞠通在痛恨庸医的同时，也深深感慨天下病之多而医之少，自认为学了四年医术还远远不够，继而又埋头苦读三年，并且决定游学天下以便学习更多的治病之理法。亲人的离世激发了吴鞠通学习医学的决心，随即弃儒从医，广购医书，伏案苦读。

吴鞠通在 26 岁时，离开家乡到京师谋求发展。经朋友介绍，他找到了抄写《四库全书》的工作，因而得以博览群书。吴鞠通同时参加检校医书，得以翻阅秘阁典藏各家医书，尤其是有机会阅读很多当时难以见到的医学名著。如吴又可的《温疫论》及叶天士的《临证指南医案》等。这些著作，对吴鞠通学术思想的形成，起到了重要的作用。吴鞠通如饥似渴地潜心研读十余年，在此期间结交了挚友汪廷珍。据《医医病书》里记载，汪廷珍曾对吴鞠通说："医非神圣不能。"在此期间，吴鞠通一直不忘亲人厄逢庸医乱治而死的悲惨教训和"医不精不如无医"的古训。尽管其当时已博览医书，但始终小心谨慎而不敢随意医治。如《温病条辨·自序》所言："瑭进与病谋，退与心谋，十阅春秋，然后有得，然未敢轻治一人。"基于自身的不懈努力和挚友的鞭策，吴鞠通埋头苦读了 17 年。

（二）瘟疫流行，活人甚多

乾隆五十八年（1793），北京瘟疫大流行。众多医生，或束手无策，或治而无功，诸友人请吴鞠通诊治。其以温病理法治疗，活人甚多，从此声名大振。如《温病条辨·自序》所说："癸丑岁，都下温疫大行，诸友强起瑭治之，大抵已成坏病，幸存活数十人，其死于世俗之手者，不可胜数。"

由于此前 17 年的学术积淀，使博览医书的吴鞠通，早已熟记众多医家的治病之法、治病之方，所以在面临瘟疫患者时，吴鞠通综合众多方药，根据病证变化而立法遣方用药。最终，初出茅庐的吴鞠通，治愈了大量的瘟疫患者。在《吴鞠通医案》里，记载着诸多此类医案。例如，有一妇女，27 岁，怀孕七月，不幸患上瘟疫。此前有医生诊为伤寒而用温热药治疗不愈，后有医生鉴于散寒无效便用清热药清透，结果仍无效。吴鞠通来诊病时，发现病人舌苔正黄且半边已烂，眼睛如蚕头大小向外凸出，烦躁，虚弱；再结合脉诊，最终确诊为热证。据《吴鞠通医案》描述，此为"气血两燔之证"，前面的医生所用清热方主药为清肝胆之热的龙胆草、芦荟，而病人之热已弥漫三焦，仅仅泻肝胆之火自然不能治愈，况且这两味药性苦寒不利于清透，故吴鞠通改用张景岳的玉女煎治疗。《温病条辨·上焦篇》记载："太阴温病，气血两燔者，玉女煎去牛膝加元参主之。去牛膝者，牛膝趋下，不合太阴证之用。改熟地为细生地者，亦取其轻而不重，凉而不温之义，且细生地能发血中之表也。加元参者，取其壮水制火，预防咽痛失血等证也。生石膏一两，知母四钱，元参四钱，细生地六钱，麦冬六钱，水八杯，煮取三杯，分二次服，渣再煮一钟服。"服用一剂，病人便不再烦躁，腹中胎儿也安静下来；至五剂，舌苔由黄变黑，后逐渐至薄白，病情大有好转。而后，吴鞠通发现病人已多日未大便，诊为阳明腑实证，于是决定用下法。而其他医生提出孕妇不适宜用下法，否则对胎儿不利，可能会导致流产。吴鞠通根据《黄帝内经》"有故无殒，亦无殒也"的理论，非常谨慎地采用下法治疗，服一剂药后，大便即通，脉静身凉。继而，吴鞠通治以张仲景复脉汤加减方，即去掉方中热性的桂枝，保留养阴之品，再加上补气药。服用一段时间后，又在方中加入鳖甲。病人服药后身体逐渐康复，足月产下一健康男婴。可以看出，初出茅庐的吴鞠通还没有独创的药方，大都辨证使用古人成方，根据病情的变化，加以变通，效如桴鼓。

（三）谨慎求真，著书立说

鉴于当时不少医者治温病不知变通，致使患者"不死于病而死于医"，吴鞠通总结自己诊治温病的经验，提出"三焦辨证"纲领并著书立说。其结合临证经验，历时六载，撰成《温病条辨》一书，系统总结和论述了温病的证治规律和理法方药。此书刊行之后广为流传，所谓"大江南北，三时感冒取有凭焉"。关于其著书的背景，吴鞠通在《问心堂温病条辨自序》中说："癸丑岁，都下温疫大行，诸友强起瑭治之，大抵已成坏病，幸存活数十人，其死于世俗之手者，不可胜数。呜呼！生民何辜，不死于病而死于医，是有医不若无医也，学医不精，不若不学医也。"因此，吴鞠通有志写一本专门论述温病诊治的书，但因他始终痛恨庸医，唯恐自己著书不精，殆误后人。1798年（戊午年），其好友汪廷珍推算第二年会有瘟疫盛行，便找到吴鞠通，劝说其尽快著书以造福百姓。这时吴鞠通才开始编著《温病条辨》。其后15年间反复修改，到1813年才出版。吴鞠通在该书自序中说："但瑭愧不敏，未敢自信，恐以救人之心，获欺人之罪，转相仿效，至于无穷，罪何自赎哉！然是书不出，其得失终未可见，因不揣固陋，黾勉成章，就正海内名贤，指其疵谬，历为驳正，将万世赖之无穷期也。"官至礼部尚书的汪廷珍在序言里写道："吾友鞠通吴子，怀救世之心，秉超悟之哲，嗜学不厌，研理务精，抗志以希古人，虚心而师百氏……然犹未敢自信，且惧世之未信之也，藏诸笥者久之。"从上述序言所述，足以看出吴鞠通著《温病条辨》颇费心血。其反复修正，谨慎求真，不为庸医之事，以造福后人。

《温病条辨》分为7卷，以条文和注解相结合的方式阐述温病诊治。首卷《温病条辨·原病篇》，摘引《内经》有关温病的记载并加以注释，说明温病理论的来源。第1～3卷，分述上、中、下三焦病的证候及调治方法。第4卷为杂说，提到救逆和病后调治各论。第5～6卷是"解产难"和"解儿难"。此书以"三焦"为经，以"卫气营血"为纬，阐述温病辨证论治的纲领。清代诗人张维屏在《温病条辨》书后评价说："诚治温病不可无之书也……然则医必先明伤寒，而后能明温病；既识伤寒，又不可不识温病，而是书于治温病，则固详且备矣。"

吴鞠通的著作，除《温病条辨》外，还有《医医病书》和后人整理的《吴鞠通医案》两书流传于世。《医医病书》成书于道光十一年（1831）。鉴于当时医生在医理、证治、用药等方面流弊颇多，吴鞠通于道光八年（1828）71 岁时，在其友汪廷珍力促下，开始写作《医医病书》。一是为"生民死于俗医之不明道"以矫医界时弊，同时亦是为补《温病条辨》"未及内伤及杂症"之缺。该书完成后，当时并未刊行。吴鞠通晚年，在其后人的帮助下将一生治验整理成册，著成《吴鞠通医案》一书。《吴鞠通医案》是根据吴鞠通自乾隆五十九年甲寅（1794）迄于道光十三年癸巳（1833）这40 年的医案整理而成，内容涉及温病、伤寒、杂病、妇科、儿科等。此书是吴鞠通一生运用张仲景及清代各家医学成果的临证记录，对后世有较大的影响。此外，吴鞠通还在 1825～1826 年间，点评章楠所著《医门棒喝》，评语只有 20 余条，字里行间反映出他直率中肯、绝不滥加褒贬的治学态度。

（四）献身医学，大医情怀

吴鞠通一生，大部分时间生活在今天的北京地区，前后达 50 年之久。关于吴鞠通的生平，见述于史料者并不多，但从其著作、医案及友人评述中可知其崖略。吴鞠通知识渊博宏富，人称"论甚豪，上下古今，了如指掌"；其医术高明，"所医者皆奇效""沉疴怪症，无不应手而愈"。其学风谦逊，自言"瑭故历取诸贤精妙，考之《内经》，参以心得，为是编之作。诸贤如木工钻眼，已至九分，瑭特透此一分，作圆满会耳，非敢谓高过前贤也"（《温病条辨·凡例》）。但由于其为人"心直口快，性刚气傲"，且"所论与他医不同"，因此也致"毁誉不一"。另外，吴鞠通十分痛恨那些以医术为手段妄抬身价、重索谢资、既骄且吝的"俗医"。而其本人，"原非至亲及穷乏者，不为立方"，并且"虽遇危疾，不避嫌怨"，总以救治病人为怀。道光十六年（1836），吴鞠通因长子病故而抑郁成疾，衄血不止而逝世，享年 79 岁。而后有其子、侄辈传其学术。

吴鞠通年谱：

乾隆二十三年戊寅（1758），1岁，吴鞠通诞生于江苏淮安县城内。

乾隆四十一年丙申（1776），19岁，其父亡，悲痛之余，弃举学医。

乾隆四十五年庚子（1780），23岁，其侄病温卒。

乾隆四十八年癸卯（1783），26岁，初夏，治长女痘证获愈；秋，赴京，检校《四库全书》，得《温疫论》，遂专心学医。

乾隆五十二年丁未（1787），30岁，与汪廷珍论医。

乾隆五十八年癸丑（1793），36岁，京都温疫大行，始出诊治，屡获良效，萌发著治温之书的念头。

嘉庆二年丁巳（1797），40岁，患暑病，自治而愈。

嘉庆三年戊午（1798），41岁，好友汪廷珍促其著成治温之书，吴鞠通着手编写《温病条辨》。

嘉庆十六年辛未（1811），54岁，朱彬为《温病条辨》作序。

嘉庆十七年壬申（1812），55岁，汪廷珍为《温病条辨》作序。

嘉庆十八年癸酉（1813），56岁，征保为《温病条辨》作序。本书经过15年数易其稿，于是年刊行。

嘉庆二十三年戊寅（1818），61岁，是年春，请胡沄重校《温病条辨》。冬，请胡沄课教其次子及女婿，并为胡沄治病。

道光元年辛巳（1821），64岁，燥疫大行，制"霹雳散"以救之；又补撰"秋燥胜气论"，并附于《温病条辨·上焦篇·秋燥》后。胡沄的老师顾南雅先生染燥疫，吴鞠通为其治愈。

道光三年癸未（1823），66岁，是年秋，吴鞠通归淮安省墓。

道光四年甲申（1824），67岁，是年冬，应绍兴赵氏之请，赴越为赵氏治病。

道光五年乙酉（1825），68岁，是年春，再度赴越，诊治赵氏痼疾。

道光八年戊子（1828），71岁，好友胡沄因受时医误治之害，被其治愈，后请吴鞠通撰写《医医病书》，以矫医界时弊。

道光十一年辛卯（1831），74岁，是年冬，《医医病书》初稿撰成，稿存胡沄家。

道光十三年癸巳（1833），76岁，着手编辑《医案》。胡沄为《医医病书》作序。

道光十六年丙申（1836），79岁，因长子病故，抑郁成疾，是年2月，吴鞠通病卒，葬于京郊。

吴鞠通一生献身医学，不仅博览群书，博采众长，勤于实践，勇于创新，而且医德高尚，心怀救人济世之心，对病人认真负责，满腔热忱。正如《温病条辨》序中所述："其临证也，虽遇危疾，不避嫌怨。其处方也，一遵《内经》，效法仲祖。其用药也，随其证而轻重之，而功若桴鼓。其殆智而勇，勇而仁者哉！"吴鞠通的学术思想及成就，集中反映在对温热病的认识和诊治上。特别是他所创立的温热病三焦辨证论治纲领，丰富和完善了温热病辨证论治的学术体系，有力地指导了外感温热病的临床实践和理论研究，对后世产生了极为深远的影响。吴鞠通所著《温病条辨》，标志着温病辨证论治体系的完善与成熟，温病学作为独立的外感热病专科而得以确立，因此具有承上启下、里程碑式的重要意义。

吴鞠通

著作简介

吴鞠通著有《温病条辨》《吴鞠通医案》《医医病书》等。《温病条辨》为其温病学代表作，《吴鞠通医案》则是其一生临床实践的记录，《医医病书》为医论、医话著作，也是其学术体系的重要组成部分。

一、《温病条辨》

吴鞠通所著《温病条辨》，是中医温病学术发展史上一部里程碑式的著作。后世有学者认为，自《伤寒论》问世以来，在外感热病专著中，《温病条辨》是最全面、最系统、集大成、有创见、切实用的一部著作，被誉为"温病之津梁""温病传世之作"，堪称"羽翼伤寒"之作。吴鞠通在温病研究方面，重继承，善发扬，遵经而不泥古，博采众长，勇于创新，提出了许多独到的见解。

对于《温病条辨》的成书年代，学术界说法各一。《温病条辨》吴鞠通自序云："癸丑岁（1793），都下温疫大行，诸友强起瑭治之，大抵已成坏病，幸存活数十人。其死于世俗之手者，不可胜数。呜呼！生民何辜，不死于病而死于医，是有医不若无医也。学医不精，不若不学医也。因有志采辑历代名贤著述，去其驳杂，取其精微，间附己意，以及考验，合成一书，名曰《温病条辨》，然未敢轻易落笔。又历六年，至于戊午（1798），吾乡汪瑟庵先生促瑭曰："来岁己未，湿土正化，二气中温厉大行，子盍速成是书，或者有益于民生乎！瑭愧不敏，未敢自信，恐以救人之心，获欺人之罪，转相仿效，至于无穷，罪何自赎哉！然是书不出，其得失终未可见。因不揣固陋，黾勉成章，就正海内名贤，指其疵谬，历为驳正，将万世赖之无穷期也。"因此，据此序言认为，1798 年为吴鞠通开始着手写作但并未完成此书之年。但也有学者通过本书的初刊年代、他人序言及全书内容等分析，认为本书开始写作于 1798 年，初稿完成并定稿刊行于 1813 年。如嘉庆癸酉年（1813）苏征保序曰："嘉庆甲子（1804），出所著治温法示余，余向之急欲订正者，今乃发复析疑，力矫前非，如拨云见日，宁不快哉。阅十稔而后告成，名曰《温病条辨》。"所以，可以看出吴鞠通从开始著书到定稿刊行历时达 15 年之久，足见其治学之严谨，著书之认真。

吴鞠通著《温病条辨》，仿效张仲景《伤寒论》的写法，以条文分论，逐条叙证，文字较为简单扼要，以便记诵，故名曰"条辨"。但又恐过分简单而医理难以完全阐明，条文后又自加分注，对条文中未尽之意进行阐述，使之一目了然，便于理解，以免后人妄注，曲解原意。这种写作方式是该书的一大特色。

《温病条辨》，共计 7 卷，内容结构是以三焦为纲，病名为目，把六经辨证和卫气营血辨证贯穿于三焦各病之中。卷首《温病条辨·原病篇》引《内经》论温、暑、热病的 19 条经文，作为全书的指导思想和立论依据。此外，还有 4 篇序文和 14 条凡例。其中，自序和凡例，对于了解吴鞠通的学术思想及指导阅读都有帮助。卷一、卷二、卷三为全书的中心内容，即以三焦为纲，分为上、中、下三篇，病名为目，按温热、湿温两大类分述温病的证治规律。《温病条辨·卷一·上焦篇》曰："凡一切温病之属上焦者系之。"在温病病证方面，此篇首先明确本书所重点讨论的九种温病的病名，其次又以兼湿与不兼湿分为两类分别加以论述。《温病条辨·卷二·中焦篇》曰："凡温病之属中焦者系之。"在温病发展、传变过程中，此期是极期，邪热炽盛，正气未衰，正邪交争剧烈。在温病理论方面，本篇更加丰富与完善了下法，并重视对下后以及合并症的处理。原则性地提出，温热类温病禁止纯用苦寒、淡渗利小便、连下三禁。《温病条辨·卷三·下焦篇》曰："凡温病之属下焦者系之。"在温病发展过程中处于终末期。此时正气已虚、邪气留恋，因此治法上体现扶正与祛邪兼顾。在理论上丰富发展了甘寒、咸寒滋阴诸法，总结了湿证三焦证治的纲领。在上、中、下三篇中，均以病名为目，重点论述了风温、温热、暑温、伏暑、湿温、秋燥、冬温、温疟及痢疾、痹证、黄疸等病证，分述各病在上、中、下三焦的表现和诊治方法。三焦篇共238法，198首方。卷四为杂说，收医论18篇，讨论有关温病的杂说、救逆、病后调治或补述《温病条辨》及其他著作之未备者，皆是出于吴鞠通多年的临证体会与读书心得。其中不乏所创新说，见解独到，是研究吴鞠通学术思想的重要资料。卷五为解产难，内容论保胎、催生、下死胎以及产后诸病的证因论治等医论17篇。其中对产后三大难证、产后补虚、产后瘀血、产后腹痛、产后失血等论述精辟。卷六为解儿难，有论述小儿生理病理特点，小儿发病的主要病因和用药特点，小儿疮疾和小儿痉证，小儿急慢惊风与痘证等医论24篇。卷四、卷五、卷六共有医论59篇。

需要强调的是，吴鞠通在《温病条辨》中将温病分为9种，"有风温，有温热，有温疫，有温毒，有暑温，有湿温，有秋燥，有冬温，有温疟"。此说对后世影响极大，构成了当代《温病学》病证分类的主流认识。《温病条辨》创立的温病三焦辨证理论，与张仲景伤寒六经辨证理论、叶天士温热病卫气营血辨证理论互为羽翼，成为温病创新理论之一。

二、《吴鞠通医案》

《吴鞠通医案》，共计 4 卷，为吴鞠通晚年搜集、总结一生的临床治验而成，是临床诊疗过程的客观记录。此书当时未刊行，只有手抄本，后刊于 1916 年。书中所载，多为温病、伤寒、杂病、妇科、儿科医案。本书的主要特点是记载了颇多连续治疗的、较为完整的病案，病案记录详明，有利于读者领会病变过程和治法的终始变迁，而且治法、方药、剂量、煎法、服法、疗效评价等内容齐备，充分反映了吴鞠通的临床辨治规律、用药策略和显著效果。其中，卷一、卷二为温病、伤寒医案，涉及 7 种疾病，72 例医案；卷三为杂病医案，涉及 32 种疾病，197 例医案；卷四为妇儿科医案，涉及 16 种疾病，84 例医案。多数案例内容详实完整，能够真实地反映出吴鞠通诊治疾病的具体思维过程。吴鞠通尤其擅长于温病，能从医案的辨证治疗中示读者以规矩，以《温病条辨》的理论指导实践，又以《吴鞠通医案》的实践验证了理论，理论联系实际，密切结合，两相印证。书中有很多连续治疗且记载较为完整的医案，有利于读者了解疾病发展及治疗的全过程。从《吴鞠通医案》收录的 300 余例验案来看，辨证准确，论治精当，记录完整，说理透彻，屡获奇效。

三、《医医病书》

《医医病书》为吴鞠通晚年所著，成书于清道光辛卯年（1831）。全书72 篇，上下两卷，每卷两篇，当时未曾刊行，只有手抄本，流传甚少。此书是吴鞠通感叹时医之谬妄而作。吴鞠通针对当时医界存在的种种弊端，其内容涉及范围较广，议论诊治，语多中肯，且补《温病条辨》论内伤杂病之不足。全书以医论、医话形式谋篇，内容涵盖治学方法、医德修养、学医门径、医者弊病、读书心得、诊病技巧、学术观点、治则探讨、方剂研究、用药经验等。书中所论，参以己见，见解精辟。书中"言外感甚少，因此前有《温病条辨》已详言之。此书一以医流俗之病，一以补前刻所不及，盖前未及内伤及杂证也"。

吴鞠通特别重视医德的修养和医术的提高，他认为，天下万事，莫不成于才，莫不统于德。无才固不足以成德，无德以统才，则才为跋扈之才。有德者必有不忍之心，不忍人之心油然而生，必力学诚求其所谓才者。所以他指出："医也，儒也，德为尚矣。"一语道破，为医者，医德医术不可缺一。本书详论医理，强调学医必须先明医理药理。吴鞠通在《医医病书》第一篇第一章，即提出"医非上智不能论"；在序言中亦提出"医非美才不能学也""不明理者，虽饮食不能调，饮食亦能杀人；明理者，虽毒药应手而效"（《医医病书·医以明理为要论》），并强调读书一定要把其中的"理"总结而为己所用，批驳了片面强调临证的观点。如"学者务须深究古法，循其规矩，而后见病知源，得心应手，古人立方之意，即是规矩所在，由规矩而生巧，方为真巧；若眩奇以弄巧，则巧反成拙。要之，读书、临证，两不可废，亦两不可偏"（《医医病书·临症必先读书论》）。曹炳章先生读此书后作评："医者读书，必须明其一定之理，然后参阅百家，由博返约，自然不为骗说所诱，否则虽读尽天下书，亦无用也。"

《医医病书》，也是吴鞠通对内伤杂病治疗经验的再次总结。他认为无论内伤外感，必辨明阴阳，必辨明病位，必究"所损伤处"，方可对证治疗。吴鞠通反对乱投药方，妄伤无过之地。其在《五脏六腑体用治法论》中强调："五脏六腑体用不同，因此各有补法。补脏之体用守法，五脏的功

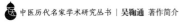

能，藏而不泻，以藏为用。补腑之用，用泻药，六腑的功能泻而不藏，以通为用。"吴鞠通还以时时重视阳气、处处顾护胃气为要旨，反对恣用滋阴补虚，对后世有着深远的影响。此书还有许多论点，如"三元气候随年代变更而不同论"，中风病因"中风不惟风，六气皆可也"等，都极富创见。《医医病书》对于全面了解吴鞠通的学术思想，对于如何学习传统医学及指导临床，都有很高的参考价值，值得我们深入研究。

《医医病书》与《温病条辨》《吴鞠通医案》，均体现了吴鞠通学术体系的理论价值和临床实用性。此书之价值，正如胡沄在《医医病书》序中所说："当与君《温病条辨》及未刻医案，并传不朽。"

吴鞠通

学术思想

一、学术渊源

　　吴鞠通注重继承中医经典，博采众家之长。其在温病学方面的学术思想，禀承《内经》《伤寒论》等经典著作，同时吸收和借鉴吴又可、叶天士等明清医家的学术成就。正如他在《温病条辨·杂说》中所述："《灵枢》《素问》《神农本经》《难经》《伤寒论》《金匮玉函经》，为医门之经；而诸家注论、治验、类案、本草、方书等，则医之子、史、集也。经细而子、史、集粗，经纯而子、史、集杂，理固然也。学者必不可不尊经，不尊经则学无根柢，或流于异端。然尊经太过，死于句下，则为贤者过之。"他还指出，《温病条辨》"悉遵《神农本草经》《内经》《难经》《玉函经》《临证指南》，以及一生体验为准"。《温病条辨·凡例》云："故历取诸贤精妙，考之《内经》，参以心得。"总之，吴鞠通以中医经典为根柢，善于博采众家之长，强调以实践体验为准。

（一）以《内经》为本

　　吴鞠通重视经典，尤其视《内经》为经中之经，其学术思想受《内经》影响最深。《温病条辨》是其基于《内经》理论，并博采历代名贤精妙，结合自身实践经验而写成。正如《温病条辨·凡例》所述："瑭故历取诸贤精妙，考之《内经》，参以心得，为是编之作。"首先，其将《内经》理论作为该书的立论基础，故在书中开篇列《温病条辨·原病篇》，引用《内经》19条原文，均为温、热、暑病之论，并加以精辟的解释，阐明温病之本始。内容包括温病的病因、发病、病机、临床表现、辨证方法、鉴别诊断、预后和治法及善后调理等。吴鞠通将《内经》之论置于卷首，显然是将其作为辨治温病的指导思想。吴鞠通指出，温病之病名源于《内经》，且温病的病因与运气有关，与气候反常的温热有关。并非寒邪，这与传统的伤寒概念截然不同。温病的发病季节，多发于春而不限于春季，包括各个季节。温病的病机为正邪交争，治则为"泻其热""实其阴"。要清热养阴，注意保正气，存津液；亦注重预防，强调治未病。温热病发病都是以发热为主证，但需要五脏分证论治。吴鞠通过"引经十九条"的阐释，告诉后世温病学理论是建立在《内经》的基础之上，即早在《内经》时温热病的辨证论治大纲就已初步形成。

其次，《温病条辨》的三焦辨证和三焦治则理论，也都源自《内经》。吴鞠通将《内经》的"三焦"之论，运用到三焦证治理论之中。如《灵枢·营卫生会》曰："上焦出于胃上口，并咽以上，贯膈而布胸中……中焦亦并胃中，出上焦之后……下焦者，别回肠，注于膀胱而渗入焉。"又曰："上焦如雾，中焦如沤，下焦如渎。"分别用上、中、下三焦，代表人体不同部位的脏腑及其生理功能。吴鞠通正是在深刻领会这些论述的基础上，通过临床实践体会到温病的发生、发展与三焦所属脏腑有着密切的关系，创立了温病三焦辨证理论，并提出了相应的治疗原则，从而形成了比较系统的温病辨证论治体系。

第三，在温病诊断方面，吴鞠通受《内经》影响颇深。如《素问·平人气象论》谓："人一呼脉三动，一吸脉三动而躁，尺热，曰病温。"《灵枢·论疾诊尺》曰："尺肤热甚，脉盛躁者，病温也。"吴鞠通认为脉动数即为躁，并将其与尺肤热作为诊断温病及与太阳中风鉴别的重要依据。如他在《温病条辨·上焦篇》第三条指出："太阴之为病，脉不缓不紧而动数，或两寸独大。尺肤热，头痛，微恶风寒，身热，自汗，口渴或不渴而咳，午后热甚者，名曰温病。"并注释说："头痛，恶风寒，身热，自汗，与太阳中风无异，此处最足以相混，于何辨之？于脉动数，不缓不紧，证有或渴，或咳，尺热，午后热甚辨之。"

第四，处方用药，讲究性味配伍，各方条下必注明用《内经》何法，或直接引用经方。如遵"风淫于内，治以辛凉，佐以苦甘"之训，制用银翘散、桑菊饮、白虎汤等辛凉之剂；遵"热淫于内，治以咸寒，佐以甘苦"之训，制用清宫汤、牛黄丸、紫雪丹等方。而且，为使学者明了各方所用《内经》之法，吴鞠通特于各方条下一一注明。如桑杏汤注"辛凉法"，清营汤注"咸寒苦甘法"，生脉散方注"酸甘化阴法"等。同时，吴鞠通能巧妙运用《内经》之方。如根据经文"卫气留于阳，则阳气满，不得入于阴，则阴气虚，故目不瞑"为一切不寐之总纲，用半夏汤主治"温病愈后，嗽稀痰而不咳，彻夜不寐者"。

第五，重视运气学说，认为气候变化和温病的发生及流行密切相关。《温病条辨》开篇就引用《素问》运气七篇大论原文说："《六元正纪大论》曰：辰戌之岁，初之气，民厉温病；卯酉之岁，二之气，厉大至，民善暴死；终之气，其病温。"指出："叙运气，原温病之始也。每岁之温，有早暮微盛不等，司天在泉，主气客气，相加临而然也。"说明每年发生的温病有早晚轻重之不同，是由于每年的司天、在泉、主气、客气循环和它们之间的相互加临有所不同的缘故。吴鞠通从《素问·六元正纪大论》所论六十年运气变化与疾病流行的关系中，总结出自然气候的异常变化，特别是非时之温热，是造成温病发生和流行的重要原因。吴鞠通有关温病的学术思想源于《内经》，但他尊经而不泥古。在《温病条辨·医书亦有经子史集论》中，其云："《灵枢》《素问》《神农本经》《难经》《伤寒论》《金匮玉函经》，为医门之经……学者必不可不尊经，不尊经则学无根柢，或流于异端。然信经太过，死于句下则为贤者过之。"他认为"信经太过则凿"，提出"择其可信者而从之，不可信者而考之"。他虽然尊崇《内经》，但犹认为"可信者十之八九，其不可信者一二"。例如，对《内经》所列许多热病禁刺的"死证"，认为由于汤药的发展及其所长，死证亦有回生之可能。他一再指出"药之得法，有可生之理"；"留得一分正气，便有一分生理，只在留之得法耳"。他还创制了不少针对"死证"益阴以留阳的有效方法。此外，他指出《素问》病机十九条中未记燥证，主张补其未备。他历引喻嘉言、沈目南之论，参合个人经验，进一步完善了外感秋燥理论。

（二）学宗张仲景

吴鞠通走上从医之路，受到张仲景学术极大的影响。如《温病条辨》自序中所言："缘瑭十九岁时，父病年余，至于不起，瑭愧恨难名，哀痛欲绝，以为父病不知医，尚复何颜立天地间，遂购方书，伏读于苫块之余。至张长沙'外逐荣势，内忘身命'之论，因慨然弃举子业，专事方术。"因此，其为医一生，不仅谨遵《内经》之理，而且对张仲景学术也崇尚有加。关于这一点，在其所著《医医病书》及医案中有充分的体现，从《温病条辨》中也可见一斑。

如吴鞠通在《温病条辨》凡例中说："是书虽为温病而设，实可羽翼伤寒……伤寒自以仲景为祖，参考诸家注述可也；温病当于是书中之辨似处究心焉。"又说：《伤寒论》六经，由表入里，由浅入深，须横看。本论论三焦，由上及下，亦由浅入深，须竖看，与《伤寒论》为对待文字，有一纵一横之妙。"朱彬在该书序言中亦评述说："余来京师，获交吴子鞠通，见其治疾，一以仲景为依归，而变化因心，不拘常格，往往神明于法之外，而究不离乎法之中，非有得于仲景之深者不能。"可见，张仲景《伤寒论》对吴鞠通影响之深。从学术渊源来看，《温病条辨》温病学说的形成，与《伤寒论》一脉相承，是对张仲景学术的继承和发展。

《温病条辨》在写作体例上仿照《伤寒论》。如吴鞠通所说："是书仿仲景《伤寒论》作法，文尚简要，便于记诵，又恐简则不明，一切议论，悉以分注注明，俾纲举目张，一见了然，并免后人妄注，致失本文奥义。"其崇尚张仲景，把《伤寒论》尊为医门之"金科玉律"，许多方证条文都是引用张仲景原文或略加改动。治疗温病，所用之方也多选自《伤寒论》和《金匮要略》。在《温病条辨》一百九十八方中，用张仲景原方三十余首，如桂枝汤、栀豉汤、一物瓜蒂汤、竹叶石膏汤、白虎汤、白虎加人参汤、白虎加桂枝汤、大承气汤、小承气汤、调胃承气汤、小柴胡汤、小建中汤、五苓散、乌梅圆、白头翁汤、茵陈蒿汤、黄连阿胶汤、小青龙汤、麻杏石甘汤、葶苈大枣泻肺汤、大黄附子汤、鳖甲煎丸等。原方进行加减化裁者有五十余首，如著名的"五承气汤（宣白承气汤、牛黄承气汤、导赤承气汤、新加黄龙汤、增液承气汤）"；以白虎汤为基础方的白虎汤类方，包括白虎汤、白虎加人参汤、白虎加桂枝汤、苍术白虎汤、化斑汤等，不仅描述了白虎汤的适应证，还补充了白虎汤的禁忌证等。观吴鞠通化裁经方，主要从两点着眼。其一，因证立法，证有主证兼证，法有正法变法，法既立，而后选药组方。如治疗温病发斑，以白虎汤清泄阳明郁热，加玄参以启肾经之气，取犀角咸寒救肾水以济心火，托斑外出，败毒辟温。发斑证虽亦为阳明经病，但与白虎汤证有别，病至发斑不独热郁阳明，且兼热邪内迫营血，故加入二味凉血之品，谓化斑汤，由辛凉重剂改为咸寒苦甘法。其二，随症变方，根据症状病机之不同而增减药味。如治疗里虚下陷，热利下重，腹痛，脉左小右大之痢，用白头翁汤加入黄芩以清肠胃之热，增芍药祛瘀生新，调血中之气而止腹痛。

张仲景《伤寒论》，在治疗原则上非常重视"保液存津"。吴鞠通在《温病条辨》中也指出，温病"始终以救阴精为主"。吴鞠通认为，患温病者精气先虚；温属阳热之邪，最易伤阴。他说："盖热病未有不耗阴者，其耗之未尽则生，尽则阳无留恋，必脱而死也。"又说："温病之人，精血虚甚，则无阴以胜温热，故死。"因此，吴鞠通把津液的存亡，看作是温病或死或愈的关键所在，分别三焦，历述生津、增液、填精之法。特别在温病后期，治疗即以存津液为第一，强调"存得一分津液，便有一分生机"。他还从《伤寒论》中演变出许多治则，如吴鞠通参照张仲景保津育阴的治疗大法并加以发挥，把救阴存津贯彻于温病治疗之始终，灵活创制复脉诸方。《温病条辨》指出："夫春温、夏热、秋燥，所伤皆阴液也。"还指出："温病伤人身之阴……温邪久羁中焦，未有不克少阴癸水者，或已下阴伤，或未下而阴竭……故以复脉汤复其津液。"复脉汤，即《伤寒论》之炙甘草汤。吴鞠通对于下焦温病，热邪深入，阴精枯竭之证，据该方加减变化创制加减复脉汤诸方，有救逆汤、一甲复脉汤、二甲复脉汤、三甲复脉汤等。对于邪去津液未复者，又设有增液汤、牛乳饮、益胃汤以复其阴；对气液俱耗者，又设生脉散、三才汤两补气液，治法总以养阴补津为主。吴鞠通之保津育阴诸法及其所创养阴诸方，于杂病亦宜，心、肝、脾、肺、肾、胃之阴伤，皆可用之。

　　在治疗方面，吴鞠通遵循张仲景之法而不拘泥。其在《伤寒论》三承气汤基础上化裁五承气汤，赋予"承气"新义，从而大大发展了通下攻邪的治疗法则。《温病条辨》针对温病过程中极易出现的阴伤之证，在继承《伤寒论》中某些经典下法的同时，广泛采用了滋阴法，即在运用苦寒攻下的同时，更多地运用了滋阴增液之品，并且加入了益气、养血的药物，体现了祛邪不忘扶正的中医治本思想，拓展了温热病的治疗空间，充实了下法的临床应用。例如，吴鞠通一方面继承"急下存阴"的学术观点，采用《伤寒论》三承气汤，同时又创制了宣白、导赤、牛黄、增液承气汤，新加黄龙汤等；或把通下与扶正结合起来，标本兼顾。如《温病条辨·中焦篇》曰："阳明温病，下之不通，其证有五：应下失下，正虚不能运药，不运药者死，新加黄龙汤主之。喘促不宁，痰涎壅滞，右寸实大，肺气不降者，宣白承气汤主之。左尺牢坚，小便赤痛，时烦渴甚，导赤承气汤主之。邪闭心包，神昏舌短，内窍不通，饮不解渴者，牛黄承气汤主之。津液不足，无水舟停者，间服增液，再不下者，增液承气汤主之。"对复脉汤的加减化裁，更赋予了新的意义。吴鞠通治疗湿热，还有很多方剂，皆宗张仲景之法。邪在上焦者，喜用杏仁开肺气之郁闭，以浚水之上源；邪在中焦者，喜苦降辛开，以畅气机；邪在下焦者，"但当利其小便"，每用滑石、通草淡渗通利。临床上，吴鞠通常兼施三法，权衡湿与热之孰轻孰重及病变之部位，各有侧重。

《温病条辨》在辨证思想、治疗法则、方药运用等方面，深受《伤寒论》影响，并与之有着千丝万缕的联系。吴鞠通不仅继承了张仲景学说，并有所充实和发展。如其对外感病的认识更为提高，理论更为深化，并创立了一些新法新方，丰富了中医外感病学。如朱彬在《温病条辨》序中所言："昔人谓仲景为轩岐之功臣，鞠通亦仲景之功臣。"

（三）取法吴又可

吴又可所著《温疫论》，是我国第一部温疫专著。吴鞠通在京城抄录《四库全书》时，有幸认真研读此书。《温疫论》对吴鞠通学术体系的形成，有很大的影响。其深感此书所论极有创见，又合于实情，便仔细研究，沉潜涵泳数年，其间医道大进。吴鞠通在《温病条辨》自序中说："检校《四库全书》，得明季吴又可《温疫论》。观其议论宏阔，实有发前人所未发，遂专心学步焉。"吴鞠通把其中的许多学术思想融会于《温病条辨》之中。《温病条辨》之中，有20余处提及吴又可之论。

《温病条辨》中，体现了吴又可温邪从口鼻而入的发病学观点，用以说明温邪的侵入途径和传变规律。《温疫论》说："伤寒之邪，自毫窍而入；时疫之邪，自口鼻而入。"而吴鞠通在《温病条辨》亦云："温病由口鼻而入，自上而下，鼻通于肺，始手太阴。"而在论述湿热之邪入侵人体时，又继承了吴又可邪伏膜原的观点。其云："湿热受自口鼻，由膜原直走中道。"《温病条辨·中焦篇》吸收《温疫论》应下失下及下后变证的处理等内容，在《温疫论》基础上创制出许多新的方剂；《温病条辨·下焦篇》所列犀角地黄汤证、桃仁承气汤证、抵当汤证等，出于《温疫论》"蓄血"论。在温病病因方面，吴鞠通认为，除六淫之外，"戾气"间亦有之。在温病用药方面，主张慎用黄连等苦寒之品，皆受吴又可影响。其次，《温病条辨》中，许多证候的病机以及临床表现，均源于《温疫论》。如大承气汤证中的临床表现，取材于《温疫论》的"应下诸症"；《温病条辨·中焦篇》的下后诸症，取材于《温疫论》中的"下后脉浮""下后脉复沉"等。

从另一方面来看，《温病条辨》对吴又可理论和治法的继承尚有缺憾。如治疗邪伏膜原证采用宣透膜原法之达原饮，治疗温病后期痰瘀阻络的三甲散等名方，在《温病条辨》中没有收录，这不能不说是个缺憾。此外，吴鞠通对吴又可的学术亦不是全面肯定的。指出《温疫论》中有许多治法"断不可概施于今日也""其法亦不免支离驳杂"，并指出《温疫论》中"有矫枉过正，不暇详审之处"。

（四）师承叶天士

叶天士的学术思想对吴鞠通影响最大。叶天士学术精湛，其著作《温热论》和《临证指南医案》，对吴鞠通学术思想的形成至关重要。吴鞠通指出："惟叶天士持论平和，立法精细，然叶天士吴人，所治多南方证，又立论甚简，但有医案散见于杂证之中，人多忽之而不深究。"（《温病条辨·凡例》）因而，感到有必要把前人有关温病的理论和治疗方法加以系统的整理，进行较为全面的论述。《清史稿》称吴鞠通"学本于桂"，为《温病条辨》作序的苏征保亦谓其"近师承于叶天士"。吴鞠通研究温病，遍考晋唐以来诸贤议论，但发现元代以前医家，皆未得温病本真，惟叶天士持论平和，立法精细。故其温病学说的形成，受叶天士的影响最为直接，最为深刻。

吴鞠通对叶天士推崇备至，视其医案可遵可法，尤其推崇其治疗温病的理法方药。《温病条辨》中的很多理法方药，都是吴鞠通在叶天士医案的基础上整理而成的。书中还大量录用《临证指南医案》中的温病医案，涉及的条文有97条，方剂有百余个，如桑菊饮、清营汤、清宫汤、竹叶玉女煎、加减桃仁承气汤、青蒿鳖甲汤、沙参麦冬汤、加减复脉汤、一甲复脉汤、小定风珠、清络饮等方。吴鞠通将叶天士的医案分门别类，并基于三焦理论加以分析，创立了温病三焦辨证学说。他赞扬叶天士善用古方，集众家之长且"博而能精""精思过人""持论平和，立法精细""迥出诸家之上"。因此，吴鞠通一再表明，叶天士的温病理论和治疗经验多散见于其医案之中，人们学习、掌握较为困难，因此要将这些散见于医案中的"散金碎玉"整理出来，"摭拾其大概，粗定规模，俾学者有路可寻"。并且叶天士临证每多随手遣药而不名方，吴鞠通将取材于叶天士医案原方的药物，自撰而成新的方名，形成了有温病特色的治疗方剂。从以下几点可以看出吴鞠通对叶天士学术的继承。

首先，吴鞠通创立温病三焦辨证理论，直接受叶天士的影响。叶天士在温病辨证方面，虽然提出了卫气营血辨证理论，但是也非常注意三焦分证，在对温病辨证时提出了"温热须究三焦"。他在《临证指南医案·暑门》杨案中说："仲景伤寒，先分六经；河间温热，须究三焦。"在《临证指南医案·痧证》中说："须分三焦受邪孰多……上焦药用辛凉，中焦药用苦辛寒，下焦药用咸寒。"这些思想，与日后吴鞠通提出的三焦辨证理论有很多相似之处。吴鞠通提出的治疗三焦病证分别主以"轻、平、重"及其相应药性的选择，都是以叶天士理论为基础的。

其次，《温病条辨》中的许多条文，源于《临证指南医案》。如桑菊饮、清营汤、宣痹汤、三仁汤等，共有240余条。《温病条辨》的理法方药，很多是在叶天士医案的基础上加以整理提高而成，采用其医案达80余例之多。吴鞠通在叶天士治风温病案处方的基础上，创立了桑菊饮；在叶天士治温热病案处方的基础上，创立了清营汤；在叶天士治暑温病案的基础上，创制了连梅汤。此外，还据叶天士医案创制了沙参麦冬汤、五汁饮等方剂，用于温病中期肺胃阴伤之证，以甘寒生津；根据叶天士医案创制出增液汤、增液承气汤、护胃承气汤等方剂，以补药之体作泻药之用，务存津液。突出了温病使用攻下之法，重视保护阴液的特点。这些新方剂的创立，都是在原方基础上加减、变化后赋以新名。经吴鞠通整理提高，叶天士治疗温病、养阴保津的理论更加系统和全面，发扬了叶天士的学术思想和临证经验，并将叶天士医案升华到一个新的理论境界，也为后世留下了宝贵的财富。

第三，吴鞠通以三焦辨证为纲辨治温病，并不否定叶天士所创卫气营血辨证，而是像对待六经辨证一样，将其有机地贯穿于三焦辨证之中。如上焦温热类病，基本上是按卫、气、营、血四个层次加以阐析：温邪袭卫，见于辛凉平剂银翘散证和辛凉轻剂桑菊饮证；气分热炽，见于辛凉重剂白虎汤证；气血两燔，见于玉女煎去牛膝、熟地加细生地、元参方证；邪热传营，见于清营汤证；邪热入血动血，见于化斑汤证、犀角地黄汤证，及清宫汤、安宫牛黄丸、紫雪丹等方证条文。

第四，继承叶天士的诊断方法，如辨舌、诊脉，温邪逆传理论，是对叶天士理论的继承与发挥。特别应该指出的是，吴鞠通发扬了叶天士保津养阴的治疗法则。如吴鞠通将叶天士散存于医案中的清热养阴诸法，通过自己的临床实践加以提高，列出了清络、清营、育阴等各种治法。吴鞠通还总结出辛凉保津、急下存阴、甘寒生津和咸寒滋阴诸法，丰富了清热养阴法在温病治疗中的应用。

但吴鞠通对叶天士也并不盲目崇信。如吴鞠通指出："叶天士博而能精，其不精者十之一二，如不识燥证，误用桑白皮之类。"还指出叶天士立论甚简，其治多南方证，由于气候、地域不尽相同，亦不可拘执。因此，他的许多著名方剂，虽源于叶天士医案，但不少都有化裁和创新。

因此，吴鞠通的学术思想，特别是其温病学说，是远宗《内经》、张仲景之旨，发扬吴又可之说，师承叶天士之论，博采百家精华而成。吴鞠通"抗志以希古人，虚心而师百氏"，如李东垣、刘河间、喻嘉言等。吴鞠通治温病首方银翘散，便是以李东垣清心凉膈散加减而成。吴鞠通在银翘散方论中说："用东垣清心凉膈散，辛凉苦甘。病初起，且去入里之黄芩，勿犯中焦；加银花辛凉，芥穗芳香，散热解毒；牛蒡子辛平润肺，解热散结，除风利咽，皆手太阴药也。"如其论温病以三焦为纲辨证论治，亦受到刘河间的学术影响。刘河间把三焦作为温热病的分期，即把热性病之初期称为上焦病证，把温热病后期称为下焦病证。如《素问病机气宜保命集·小儿斑疹》中提出，斑疹"首尾不可下者，首曰上焦，尾曰下焦"，即把三焦病变作为外感热病的分期，即上焦为初期，中焦为中期，下焦为后期。所以吴鞠通论曰："温病由口鼻而入，自上而下……故病始于此，必从河间三焦定论。"他赞同喻嘉言治温疫以逐秽解毒为要义的观点，同时认可喻嘉言所谓《内经》燥证脱简之论，在书中专论"秋燥"。吴鞠通把各家学说和自身实践结合起来，集诸家论述温病辨证论治之大成，而成《温病条辨》。

吴鞠通对刘河间、王安道、吴又可等人在温病学术方面的造诣给予了充分的肯定，而且在书中还采纳了王叔和、李东垣、陶节庵等10余位医家的观点，涉及的医籍或其他著作有20余种。如吴鞠通在《温病条辨·原病篇》注释《内经》之论时，引用颇多医著，涉及宋代朱弘的《南阳活人书》；金代刘完素的《伤寒金鉴》《伤寒直格》，张子和的《伤寒心镜》；明代王安道的《医经溯洄集》，张景岳的《类经》，吴又可的《温疫论》；清代喻嘉言的《尚论篇》等。同时，吴鞠通对经典所论和前人经验，采取"择其可信者而从之，不可信者而考之"的态度，充分体现了"采辑历代名贤著述，去其驳杂，取其精微，间附己意，以及考验"的特点，其提倡独立思考，重视临床实际，可谓取诸家之长，而成一家之言。

二、学术特色

吴鞠通在继承前贤理论和诊治经验的基础上，通过自身丰富的临床实践，深刻地体会到温病的发生、发展与三焦所属脏腑的病机变化有密切关系；在温病过程中，这些脏腑病变的传变和诊治有一定规律。这些规律可以用三焦进行归纳，从而创立了温病三焦辨证理论：即肺与心包为上焦，脾与胃为中焦，肝与肾为下焦。上焦、中焦、下焦的病变，分别反映了温病初期、中期、后期的病机特点及温病发展变化的大体规律。吴鞠通在这一基础上，又提出了三焦病变的治疗原则，形成了独具特色的温病辨证论治体系。

（一）温病三焦辨治理论

吴鞠通在温病辨证方面，在力主寒温阴阳水火疾病性质不同的前提下，提出辨证必究脏腑病位，在继承《内经》按五脏辨治热病的基础上，取法于刘河间，提出辨治温病必以三焦为纲，倡导三焦辨证纲领。

1. 以三焦辨病变部位和脏腑

《温病条辨》以三焦辨病变部位和脏腑，即在上焦属心肺病变，在中焦属脾胃病变，在下焦属肝肾病变。然而吴鞠通并非简单地将病位分为上、中、下三焦，而是巧妙地将六经辨证和卫气营血辨证的内容融于其中，即先以三焦为纲，分病位上下之浅深，继以六经分脏腑经络之不同，再以卫气营血分表里之次第，形成纵横交错的立体辨证体系，使温病病位的划分更加精细入微。

2. 以三焦辨病性和病邪传变规律

《温病条辨》以三焦辨别病性：在上焦为表热证，在中焦为里热证，在下焦为里虚证。对于温病的发病和传变规律，吴鞠通认为："温病由口鼻而入，鼻气通于肺，口气通于胃。肺病逆传则为心包，上焦病不治，则传中焦，胃与脾也；中焦病不治，则传下焦，肝与肾也。始上焦，终下焦。"这一观点，主要是说明温病初起，病邪多从口鼻而犯于肺，为温病初期，病势轻浅，所以初起时多表现为上焦肺卫病证。继则有病邪传胃与传心包之不同，可以分别引起热盛阳明闭心包。如传入中焦，邪热亢盛可导致胃阴耗伤。如邪热进一步耗及肝肾真阴，到疾病后期则可以出现真阴耗伤或虚风内动。上焦温病为温病初期，病势轻浅，不治可传中焦；中焦温病为温病中期，是正邪相争的极期，不治可传下焦；下焦温病为温病晚期，正邪相争的最后阶段，正气已虚。这一传变反映了温病由表入里、由轻转重、由实到虚的发病规律。

3. 以三焦确立温病分治法则

吴鞠通对温病的脉、证、治，均按三焦详加辨析，要求治上不犯中、下，治中不犯下，并提出"治上焦如羽，非轻不举；治中焦如衡，非平不安；治下焦如权，非重不沉"的治疗原则。这是根据上、中、下三焦脏腑气机升降特点，以轻、平、重之法分治三焦。他强调逐邪必须"随其性而宣泄之，就其近而引导之"。所谓"随其性"，即逐邪必须随脏腑气机升降之性；所谓"就其近"，即逐邪必须依邪气所居之势，宣畅气机，因势利导，给邪以出路。

（1）治上焦如羽

上焦病证，指邪犯肺卫所致卫分证。温病初起，邪由口鼻而入，邪客于肺，势必肺卫先伤，治疗则当用辛凉轻清之品以去上焦肺卫之邪。所以叶天士提出："肺主气，其合皮毛，故云在表，在表初用辛凉轻剂。"吴鞠通在论述上焦肺卫主方银翘散时说："此方之妙……纯然清肃上焦，不犯中下，无开门揖盗之弊，有轻以去实之能。"就是利用某些辛凉清解药物升、浮、轻的特性，使其直达上焦肺卫以宣透上焦肺卫之邪，所以不用沉降之品是以免药过病所、攻伐无过。由于"肺位最高，药过重则过病所，少用又有病重药轻之患"。此处"轻"有以下几个意思：一是指"轻可去实"，即选取药物性味偏于轻薄而不用过于苦寒沉降之品，剂量不宜过重，如蝉蜕、桔梗、菊花、桑叶、薄荷等质地疏松轻浮者之类；气薄而入肺经药物，如淡豆豉、牛蒡子等。处方多选"散""饮"之剂。散者散也，有疏散郁热，达邪外出之意。"饮"者清水也，煎出汁清不浊谓饮。后世见温病上焦证多用银翘散、桑菊饮或香薷饮等加减化裁，总不越轻清举上之品。二是指煎药时间也不宜久，如银翘散、桑菊饮用药剂量宜轻，且煎药时间宜短，吴鞠通说"肺病取轻清，过煮则味厚而入中焦矣"，以使药物的轻清升浮之性能够充分发挥。三是服药方法宜轻清，即是服药量轻，量少质轻则宣达，量多质重则药过病所。如服用银翘散时，吴鞠通说："病重者，约二时一服，日三服，夜一服；轻者三时一服，日二服，夜一服。"

吴鞠通治疗上焦时不外辛温、辛凉和苦辛法。辛者能散，可以促邪由肺经而达其络，如吴鞠通设辛温剂之桂枝汤，治疗风温、冬温初期恶风寒重证。设辛凉轻剂、平剂之桑菊饮、银翘散，治疗风温、温热、温毒、冬温等上焦太阴证；设辛凉重剂白虎汤，治疗邪热烁肺，欲入阳明中焦者。另有辛温复辛凉法之新加香薷饮，治疗太阴暑温证以宣透暑热。而苦辛法则包含苦辛寒、苦辛热、苦辛淡法。苦辛寒即指"轻苦微辛流动之品，以达邪于肺"，药宜杏、蔻、橘、桔诸品。所设宣痹汤，即是以轻宣之方宣化湿热，不治呃逆，只宜宣肺化湿则呃逆自止；寒湿伤及表阳证，宜苦辛温法，设桂枝姜附汤宣达阳气；苦辛淡之三仁汤宣达上焦肺气，上焦气化则湿自分化。

（2）治中焦如衡

中焦病证，包括足太阴脾经、足阳明胃经、手阳明大肠经等气分证。是因为邪在中焦，其势已盛，而人体正气尚实，故治疗以祛邪为主，邪去则人体阴阳可恢复平衡。即平衡脾胃功能，调理脾胃升降、润胃燥脾的方法。在选方用药上，中焦用药既不能失之太薄，亦不可过于厚重；用药不能太升，也不能太降；不能太补，也不能太泻；不能太润，也不能太燥；要不偏不倚，中正平和，像"衡"器一样平衡。同时，中焦病变每有热盛阴伤或表现为湿热蕴阻，用药又当权衡其邪正虚实或湿热偏盛，平衡升降出入之枢纽，以防偏倚之弊，类似以秤量物的"衡"。中焦病证，邪热较盛，治以祛邪。若热在中焦，偏于无形气分邪热，治用白虎之清泄气分；阳明有形邪热结实于里，治以承气攻下逐实；胃热发斑偏于血分，则用清胃凉血而化斑。其中石膏、知母、大黄等药的清热攻邪之性虽猛，但就其药性而言，均以入中焦肠胃为主。若湿困阻于中焦，气机受阻，中焦痞塞，升降失常，故治疗当崇土以祛湿，畅气以化湿，疏导以利湿。故选用辛香调气之品以畅达气机，开气分之湿结；苦寒之品清热燥湿；再佐以通利水道渗泄之品以利湿，使湿化热清，脾胃升降功能则可趋于正常。中焦乃气机升降枢纽，脾升胃降，脾喜燥而恶湿，胃喜润而恶燥。若邪气存留，影响到脾胃的升降功能，治疗就应祛除邪气，并利用药物升降浮沉之性能，以恢复脾胃的升降功能，使中焦气机升降趋于平衡。所以在选用药物上，或是以下夺沉降之品为主，以承顺胃气下降之势；或是以芳化开达为主，以恢复脾胃的运化升清功能。总之，以平衡中焦脾胃升降气机为目的。此外，吴鞠通治疗中焦病症，还立足"祛邪安中"为治疗原则。"祛邪"是祛除留滞中焦脾胃的热邪和湿邪，"安中"则重在补虚，主要以补气、补阴为主，恢复脾胃的正常运化功能，使脾胃调和而中焦自安。

吴鞠通治中焦如衡，用以下五法：一为辛开苦降法，即以苦、辛味药调和脾胃。胃热，非苦降不得清；脾湿，非辛开不能化，故辛开理脾，苦降平胃，遂其升降之常。吴鞠通多用半夏泻心汤加减，以枳实、半夏辛开湿结；黄芩、黄连苦降热结，使湿热祛除，脾胃"如衡"。观吴鞠通的小陷胸汤加枳实汤、杏仁滑石汤、半苓汤、椒附白通汤等，也是宗其此法而设。二为苦辛温法，即利用味苦辛、性温之品协调阴阳，治疗中焦脾胃阳虚阴盛证。如设苓姜术桂汤或桂枝汤复其脾胃之阳，调顺脾气升胃气降之能，以治疗脾胃之阳被伤证。再如四加减、五加减正气散，皆为苦辛祛秽浊、性温化湿气而立。其中，五加减正气散的厚朴、苍术健运脾气，谷芽升提胃气、平和中焦。三为苦辛寒法，利用味苦辛、性寒药物治疗湿热蕴结中焦脾胃。味苦性寒可清中焦湿热，味辛合苦又能化湿气，湿化热清，中焦以平；苦寒相合，里热清，湿浊化。如偏于热甚的太阴脾证，即是以苦辛寒法，用黄连白芍汤清化湿热以平和胃腑。四为酸甘化阴和胃法，即应用味酸甘之品求阴液得以生化，多治疗温病后期胃阴大伤。苦辛通法，即利用味苦辛药物以通泄腑实燥结。吴鞠通治阳明胃病的腑实，用小承气汤轻泄，略通胃气，使热结祛除而脾胃安和。再有治疗脾胃阳气受困而不得伸的吐不能、泻不得证，如蜀椒救中汤治疗干霍乱。五为苦辛咸寒下法，利用味苦辛咸、性寒药物，通泄腑实阳明证。如吴鞠通用大承气汤清泻胃肠实热积滞，用调胃承气汤治疗邪热内结的旁流证，使邪热去，胃肠通利平和。

（3）治下焦如权

下焦病证，系肝肾真阴耗竭，甚则阴虚而动风所致。温病后期，邪传下焦，耗伤肝肾之阴，属虚多邪少之证。然肾主五液，真阴所藏，且乙癸同源，故温病后期，邪传下焦，多见肝肾阴液耗伤之证。肝肾阴液耗伤，因其部位在下，津虽清稀，而液实浓稠重浊，所以滋养下焦肝肾阴液，非重浊沉降之味莫属。因真阴欲竭，厚味浓浊，填阴之品能直达下焦，滋填真阴；阴虚则肝风内动，重镇咸寒介属之品，能潜阳镇摄。故其治疗用重浊味厚质重之品以滋补真阴，平息虚风。只有药性下降，才能直达病所，与秤之砣，即"权"之义相似。如熟地、阿胶之类味厚滋腻之品；或贝石重镇类及血肉有情之品，鳖甲、龟板、龙骨、牡蛎、海参、鲍鱼等以滋填肝肾之阴；亦指药物的剂量重，煎药时间长，如大定风珠汤、复脉汤等方剂。

吴鞠通治下焦如权，又不外以下四法：一为咸寒重坠法，以咸味寒性药物治疗下焦肝肾亏虚的痉厥证。常用二甲、三甲复脉汤，大、小定风珠，黄连阿胶汤等。取生牡蛎、生鳖甲、贝壳类、化石类等重坠镇潜之品，合生地黄、熟地黄、白芍、麦冬、阿胶等质重味厚之品滋补阴液。二为辛滋通降法，用味辛性温药物治疗湿浊内阻膀胱，气化不行之水肿。多取鹿附汤、安肾汤、术附姜苓汤等，用质重味厚的附子温阳助气以通行水液。三为苦寒降泻法，用味苦性寒药物治疗湿热下注大肠所致的痢疾、黄疸等。用白头翁汤治疗湿热痢疾，方中黄连、黄柏、黄芩、秦皮皆苦寒气厚。加减泻心汤治疗湿热蕴结胃肠的噤口痢，方中芩、连也质重气厚以降之为治。四为甘滋兼涩法，取味甘性温之品温补下焦少阴肾。如温病后期，热邪虽清，但下焦少阴亦随之感寒而关门不合所致的泄泻等，取桃花汤、桃花粥，以甘温下达涩肠止泻，方中赤石脂质重、炮姜气厚温补下元以扶其阳虚。

吴鞠通在注重温病须及时祛除热邪的同时，还强调应处处顾护阴液，提出"温邪致病，喜辛凉、甘寒、甘咸以救阴"，并总结三焦辨证养阴用药的规律。此外，根据三焦阴伤之不同选取相应方剂，如上焦以沙参麦冬汤为主，中焦以益胃汤为主，下焦以加减复脉汤为主。由上可见，吴鞠通所创三焦辨证，强调脏腑定位，三焦辨证的本质主要是脏腑辨证，反映出温病传变的动态规律，并提出了相应的治疗法则。三焦辨证，汲取了六经辨证和卫气营血辨证之长，又弥补了各自的不足，其与卫气营血辨证又相互补充，相辅相成，分别反映了温病病程变化中纵与横的关系，使温病的病位划分更加精细，更为系统。因而，在吴鞠通提出三焦辨治纲领后，可以认为温病学的理论体系已趋于完善，也是温病学走向成熟的标志。

（二）温病病因病证特点

1. 温病病因

对于温病病因，各家认识不同，"盖皆各执己见，不能融会贯通也"。吴鞠通兼收并蓄，融会贯通，提出温病"三因"说。其一，伏气所致。如《素问·阴阳应象大论》所言"冬伤于寒，春必病温"，《温病条辨·原病篇》所言"伏气温病，如春温、冬咳、温疟"。其二，新感而发。如《素问·六元正纪大论》所说"庚申之岁，初之气，温病乃起"，乃司天时令现行之气引起的温病。其三，戾气致病。如"更有非其时而有其气，如又可所云戾气"。吴鞠通提出温病之伏气、新感、戾气"三因说"，使温病病因理论臻于完善。

此外，吴鞠通认为，温病的发生与流行，与气候异常变化因素及社会因素有关。其重视运气学说，认为运气学说对温病的预防和治疗有很大的指导意义。还指出："谓非其时而有其气，未免有顾此失彼之消，盖时和岁稔，天气以宁，民气以和，虽当盛之岁亦微；至于凶荒兵火之后，虽应微之岁亦盛，理数自然之道，无足怪者。"这一思想在当时历史条件下也无疑是难能可贵的。吴鞠通在《温病条辨·原病篇》中，开篇就引用了运气七篇大论原文："《六元正纪大论》曰：辰戌之岁，初之气，民厉温病；卯酉之岁，二之气，厉大至，民善暴死；终之气，其病温。寅申之岁，初之气，温病乃起；丑未之岁，二之气，温厉大行，远近咸若。子午之岁，五之气，其病温。已亥之岁，终之气，其病温厉。"在文中又说："叙运气，原温病之始也。每岁之温，有早暮微盛不等，司天在泉，主气客气，相加临而然也。"通过《内经》原文，进一步说明每年发生的温病有早晚轻重的不同，是由于每年的司天、在泉、主气、客气的循环和它们之间的相互加临有所不同的缘故。吴鞠通在《医医病书》中还专门撰写了《气运论》《医不明六气论》《医必备四时五行六气论》《三元气候不同论》等文，强调精通气运在外感疾病临证中的重要意义。

2. 温病分类

关于温病的分类，吴鞠通论述了九种温病的证治。其云："温病者：有风温、有温热、有温疫、有温毒、有暑温、有湿温、有秋燥、有冬温、有温疟。"从发病季节来看，涵盖了春、夏、长夏、秋、冬一年中各个季节的热性病。在这九种温病中，风温、温热、冬温属于温病无异议。关于暑温和湿温，吴鞠通指出："经谓先夏至而病温，后夏至而病暑。可见暑亦温之类，暑自温而来，故将暑温、湿温一并收入温病范畴。"他还把吴又可《温疫论》中提到的具有传染流行特点的"瘟疫""温毒"列入了温病范畴，关于瘟疫和温毒，他认为瘟疫是温病中传染性、流行性之较强者，温毒属于温病之兼毒者，故亦列入温病之中。秋燥之所以属于温病者，是因为秋燥之偏温者，以热盛伤阴为主，因此亦列属温病。吴鞠通还首次把临床表现为热多寒少、具有阴伤特点的"温疟"划归到温病范畴。关于温疟以及痢、疸、痹等，吴鞠通认为"多因暑温、湿温而成"，因此亦兼而论之。可见，吴鞠通扩大并完善了温病的范畴。从而使温病从"广义之伤寒"分离出来，大大扩充了温病的范畴，拓展成为"广义温病"。而且，吴鞠通还很重视寒温兼收并蓄。例如，《温病条辨》全书，238条原文中有25条附列了"寒湿"，吴鞠通自释列"寒湿"是为了与"湿温"作对照。以寒热为纲，详论了热湿（湿温）、寒湿的证治。除此之外，还在暑湿、湿温中论述其寒化、热化；在黄疸中论述阴黄、阳黄的互化。

吴鞠通所述9种温病是：①风温："风温者，初春阳气始开，厥阴行令，风夹温也。"风温大多发生于初春。因春天阳气开泄，厥阴风木之气当令，气候由寒冷转变为温暖。如素体不足或生活起居失常，腠理失于致密等因素，感受风温之邪，便可发生本病。②温热："温热者，春末夏初，阳气弛张，温盛为热也。"温热大多发生于春末夏初之时。此时，气候由温转热，一旦感受外邪或伏热外发，就会发生此病。其热象盛于风温，故称为"温热"。③温疫："温疫者，疠气流行，多兼秽浊，家家如是，若役使然也。"此病四时皆有，而以夏秋为多。起病原因是感受疫疠之气或秽浊之气。因致病力强，易于传染，流行又广，不论老幼，症状类似，失治或防治不当，死亡率高，故称之为"温疫"。④温毒："温毒者，诸温夹毒，秽浊太甚也。"温毒四时皆有，而以冬春为多。因感受温热秽浊之气而引起的局部肿痛，这与其他各种温病是不同的。风温、冬温之证，误用辛温之剂，以火济火有时亦能导致本病的发生。温毒之热毒较温病尤重，传染性更强，故称之为"温毒"。⑤暑温："暑温者，正夏之时，暑病之偏于热者也。"暑温大多发生于夏至之后，立秋之前。夏季气候炎热，一旦正气有亏，不慎感受暑热之气，暑为火邪，乘虚侵入人体，立即发生壮热、自汗、烦渴等以气分证为主的热性病，称为"暑温"。⑥湿温："湿温者，长夏初秋，湿中生热，即暑病偏于湿者也。"湿温是多发生于夏末秋初的一种湿热病。夏末秋初，时值雨季，气候炎热，天暑下逼，地湿熏蒸，一旦感受暑热，加之饮食不节，湿浊内生，内外合邪，就发为湿温病。⑦秋燥："秋燥者，秋金燥烈之气也。"立秋之后，天气久晴无雨，气候干燥，燥气侵袭人体，肺为燥邪所伤，故称"秋燥"。⑧冬温："冬温者，冬应寒而反温，阳不潜藏，民病温也。"冬温是立冬之后，天气当寒，气候反常，阳气不得潜藏，应寒反暖，如果人体正气不足，不慎感受这种非时之暖而引起的热性病，就称为"冬温"。⑨温疟："温疟者，阴气先伤，又因于暑，阳气独发也。"温疟为冬令受寒，伏于体内，则阴气先受耗伤，来年夏天复感暑热，则阳气更盛，因而出现先热后寒，热多寒少，定时发作等证，故称为"温疟"。由此可见，温病是一种具有明显季节性特征的热性病。即使是同样的病邪，相同的致病因素，但发于不同的季节，则有不同的病名，不同的证候，应该采用不同的治疗法则。

3. 温病病证

吴鞠通根据温病病证是否挟湿，而划分为温热和湿热两大类，同时提出相应的治疗原则。一是温热类，即温病之不兼湿者，包括风温、温热、温疫、温毒、冬温、温疟以及秋燥，沿上、中、下三焦传变，按卫、气、营、血四个阶段由浅入深发展，在传变发展过程中始终体现着温热伤阴这一特点。在治疗上，"温病之不兼湿者，忌刚喜柔"，以清热养阴为特点。上焦用清法，清热以保津；中焦无形热盛仍然用清法，有形热结用下法，急下以存阴；下焦以滋阴法为主，药用如生地、麦冬、元参、牡蛎、鳖甲、龟板、白芍等甘寒、咸寒、酸寒之药。另一是湿温类，即温病之兼湿者，包括暑温、湿温、伏暑、湿热疫，在沿三焦传变发展的过程中，始终体现着湿邪弥漫、阻滞气机这一特点。在治疗上"忌柔喜刚"。上焦用轻宣肺气、化湿泄浊法；中焦用辛开苦降、宣畅气机、健脾开胃法；下焦用淡渗利湿法。选用药物，如黄芩、黄连、枳实、厚朴、木通、滑石等，以芳化、苦温、苦寒、淡渗为主。三焦湿热病的治疗，都以祛除湿浊、宣畅气机为原则。吴鞠通对上、中、下三焦湿热病的治法，可以用开上、畅中、渗下来概括。因此，辨温病分温热、湿热，用药分刚燥、柔润，也是吴鞠通论治温病的学术特色之一。而汪廷珍在《温病条辨》按语中说："温热、湿热为两大纲"，故在于此。但是，温热性温病和湿热性温病的分类，并不意味着两者之间是截然不同的。一方面，温病的挟湿程度可以有多少之别，另一方面，这二者也不是一成不变的，在一定的条件下是可以相互转化的。如温热性温病在病变过程中也可挟湿，如风温病的风热夹湿证，暑温病的暑湿证，春温病的温热夹湿证等。温热性温病夹湿，就具有了湿热性温病的一些特性；湿热性温病在病变过程中，随着湿邪逐渐化燥化火，往往可以转变成温热性温病。另外，因为湿热邪气有弥漫三焦的特点，所以治上焦要兼顾中、下焦，治中焦要兼顾上、下焦，治下焦也要兼顾上、中焦。综合剖析其书中治疗湿热病方剂的配伍，可以明显看出处处兼顾三焦的特点。

（三）温病治疗方法

1. 宣肺降气法

吴鞠通治病注重气机的通调，尤其重视上焦肺在温病各阶段的重要作用，在《温病条辨》《吴鞠通医案》中，对邪袭肺卫、邪结肠腑、邪滞中焦、邪气弥漫三焦、湿热痹等证的治疗，都巧妙地运用了宣肺降气法。

（1）宣肺开表散邪

温病三焦辨证的理论认为，温病初起，病变中心在肺，即吴鞠通所云："凡病温者，始于上焦，在手太阴。"虽然温邪初犯人体，有伤卫表和伤肺之不同形式，但吴鞠通认为病变的基础仍在于肺。故在温病初起的治疗上，都以宣开肺气为基本法则。辛凉平剂银翘散，是温邪初犯卫表的代表方剂。吴鞠通称："用东垣清心凉膈散，辛凉苦甘。病初起，且去入里之黄芩，勿犯中焦，加银花辛凉、芥穗芳香，散热解毒；牛蒡子辛平润肺，解热散结，除风利咽；皆手太阴药也……此方之妙，预护其虚，纯然清肃上焦，不犯中下，无开门揖盗之弊，有轻以去实之能，用之得法，自然奏效。"还指出了本方来源及加减变化，以银花、竹叶、薄荷之辛凉，合连翘、桔梗之苦，甘草之甘，组成辛凉苦甘之剂。对本方的煎服，吴鞠通指出"杵为散""勿过煎""肺药取清轻，过煎则味厚而入中焦"。可见宣开肺气不仅能使肺经之邪通过肺气的宣发从皮毛而透，且一些具有宣肺作用的药物，本身就有开表之郁闭的作用，就更利于邪气从表而解。正如吴鞠通所言："纯然清肃上焦，不犯中下，无开门揖盗之弊，有轻以去实之能。"

（2）宣肺通腑逐邪

吴鞠通认为，温病的一般传变规律为上焦不解，下传中焦，中焦不解乃传下焦。由于中焦是全身气机升降的中枢，故邪入中焦可以表现出较为复杂的证候。吴鞠通认为“肺主一身之气化”，因而很重视肺气的宣降对中焦脾胃的影响。反之，中焦脾胃的病变也能影响肺气宣降的功能，这种结果又进一步加深了中焦气机的失调。

针对肺气不降，大便不行且又下之不通的宣白承气汤证；湿热弥漫，气机阻痹，少腹硬，大便不下之宣清导浊汤证；痢疾初起，表邪内陷肠道的活人败毒饮证，吴鞠通或肺与大肠同治，以治肺为主；或治肠腑之湿浊又兼以降肺；或逆流挽舟，宣肺降肺使邪仍从表出。如宣白承气汤，大黄、石膏同用，尚有杏仁、瓜蒌皮清肃肺气。用宣清导浊汤，其中茯苓、猪苓淡渗利湿，蚕沙祛湿化浊，所用寒水石“性寒，由肺直达肛门，宣湿清热”，而皂荚子“辛咸性燥，入肺与大肠……通大便之虚闭”。再有活人败毒散中用人参扶正升陷，羌活、独活、川芎驱邪外出，茯苓、枳壳理中焦之气，更有桔梗、前胡“开肺与大肠之痹”。从上述诸方证可见，吴鞠通重视宣降肺气在通腑逐邪中的地位，是显而易见的。

（3）宣肺通利三焦驱邪

三焦温病中，湿热之邪引起的病变最为复杂。由于湿热的性质氤氲缠绵，胶着难解，常会导致全身气化失司，湿热弥漫三焦。对此类病证，吴鞠通在重视三焦气化的同时，特别重视肺气的宣化。他认为“肺主一身之气化”“虽云三焦，以手太阴一经为要领，盖肺主一身之气，气化则暑湿俱化”。在治疗上，“凡通宣三焦之方，皆扼重上焦，以上焦为病之始入，且为气化之先”。在叶天士思想的影响下，他根据湿热偏重的不同，创立了一系列著名方剂，如三仁汤、三石汤、杏仁石膏汤、杏仁滑石汤等。这些方剂，除根据热邪的轻重程度而使用相应清热解毒利湿类药物外，对于杏仁一味则方方必备，这是宣降通利法在治疗湿热弥漫三焦证中的具体应用，其意在于使三焦湿热之邪各得出路。这不仅对于治疗外感湿热病证，而且对于其他各类疾病有湿邪为患的治疗，亦不无较深刻的启迪。

2. 护阴保津法

《温病条辨》全书共 238 法，而以清热救阴为治者，近乎一半，系统而全面地总结了前贤和本人救治温病伤阴的经验，对治疗温病时顾护阴液极为重视。《温病条辨》提出："本论始终以救阴精为主。""温热伤人身之阴，故喜辛凉甘咸，以救其阴。"综观吴鞠通《温病条辨》用方遣药之法，皆围绕护阴、顾阴、救阴，认为"存得一分津液，便有一分生机"，处处体现了"护阴保津"的治疗思想，开创了温病不同阶段养阴之先河，创制了治疗上、中、下三焦不同见证之养阴方剂约 40 首，上焦主以辛凉，中焦主以甘寒，下焦主以咸寒，历取生津、增液、填精之法。甘寒生津之沙参麦冬汤、咸寒滋液的加减复脉汤，以及甘咸合用的增液汤，在临床上广为运用。其中，亦特别注重复中焦胃阴，擅取甘寒益胃之法，如雪梨浆、五汁饮、益胃汤、玉竹麦门冬汤等。吴鞠通认为，"温热本伤阴之病，下后邪解汗出，汗亦津液之化，阴液受伤，不待言矣，故云当复其阴。此阴指胃阴而言。盖十二经皆禀气于胃，胃阴复而气降得食，则十二经之阴皆可复矣。欲复其阴，非甘凉不可"。吴鞠通的养阴学术思想，极大地丰富和发展了中医学的养阴理论，也为中医临床实践提供了宝贵的经验。

（1）透邪清解护津

温邪伤人，多从口鼻而入，病始上焦，症见身热，咳嗽自汗，口渴头痛，脉浮数等。此时邪热初张，津伤程度虽不甚重。但吴鞠通认为："温为阳邪，阳盛必伤阴"，且病温者，皆因"精气先虚"，故治宜辛凉透邪，以除伤阴之原始动因，同时应"顾护其虚"，并针对风热、暑热、燥热等邪气不同的致病特点，设"辛凉清解"诸方，透邪护津。若风温吸入，首犯太阴，肺卫被郁，《内经》"风淫于内，治以辛凉，佐以苦甘"之法，方用辛凉平剂银翘散，清肃上焦，卫护津液。若"但咳，身不甚热，微渴者"，方用辛凉轻剂桑菊饮，轻宣肺热，力避辛温销铄津液。若温燥外袭，肺阴受灼，症见身热头痛，口渴，干咳无痰，舌红而干，方用桑杏汤，清宣燥热，凉润肺金，使燥热除而肺津复，则诸证自除。若燥热而阴伤已甚者，方用清燥救肺汤，辛凉甘润，清燥养阴。此法药用辛凉，既清热透邪，又能保护津液，故又称"辛凉护津"。

（2）清胃泻火保津

如表热不解，肺热势必自上而下传于阳明胃。"温邪之热，与阳明之热相搏"，外而肌腠，内而脏腑，无不受其熏灼，热灼津液，则身热烦渴等症更见增剧。"欲撤其热，必祛其邪"，治当寒凉以清温撤热、生津保液。此法着眼点在于清热祛邪，以免邪热再耗阴津，重点虽在撤热但实为保津。若热传阳明，症见身热、脉浮而促者，其热甚急，则以辛凉甘寒重剂，方用减味竹叶石膏汤，逐邪外出则愈。热炽肺胃，症见身大热、大汗、大烦渴、脉洪大者，为无形之邪热充斥全身，津液立见消亡，方用"辛凉重剂"白虎汤，以达热出表，清热生津。若气津两伤，见脉浮大而芤，大汗，鼻煽者，惟用白虎加人参汤，以退邪热，固正阳，"救化源之欲绝"。若阳明蕴热，热扰中宫者，症见干呕口苦而渴，方用黄连黄芩汤，以苦寒直折，泻火坚阴。若阳明热盛，腑气不通，症见高热无汗，小便不利而实证未剧者，方用冬地三黄汤，甘苦合化阴气，滋水泻火。

（3）攻下泻热存津

邪热久延，致里结阳明，形成阳明腑实之证。症见潮热谵语，大便秘结，或纯利稀水，腹胀满硬痛等。因"邪气蟠踞于中，阻其下降之气"，治非下夺不可。吴鞠通对此阳明可用下法的证候，以苦寒攻下、"务存津液"为治则，在《伤寒论》承气汤基础上进行加减。若"热结液干"阳明腑实证，症见壮热面赤，胸腹坚满拒按，大便闭，小便涩，舌苔老黄，甚则黑有芒刺，脉沉数有力，甚是脉体反小而实者，方用大承气汤，以通胃腑而救胃阴，取其"釜底抽薪"之效。如"诸证悉有而微"者，治用小承气汤下之。若症见"热结旁流"阳明温病，即纯利稀水无粪者，方用调胃承气汤，攻下泻热，软坚润燥，使燥结郁热从下而解。若阳明燥热太甚，津液大伤以致"无水舟停"者，症见数日不大便而无所苦，治用增液汤。"以补药之体，作泻药之用，既可攻实，又可防虚"。如再不下者，方用增液承气汤，益阴荡结。"增水行舟"之法可使阴液来复，燥结得下，邪去正安。其他如新加黄龙汤、护胃承气以及宣白承气、导赤承气、牛黄承气、小承气合小陷胸汤等，虽根据不同兼证而制定，然皆围绕泻下存津而施。

（4）息风潜阳救阴

下焦温病，热邪灼烁真阴，或误治竭乏肝肾真阴，虚风内动，症见心中憺憺大动，甚则心中痛，脉细促者。《温病条辨》曰："热邪久羁，吸烁真阴，或因误表，或因妄攻，神倦瘛疭，脉气虚弱，舌绛苔少，时时欲脱者，大定风珠主之。"方用三甲潜阳并填阴，潜肝阳以熄肝风，益肾水而制肝木；五味子收敛欲脱之阴；同时，合加减复脉汤以复其精。吴鞠通认为，下焦温病如真阴欲脱虚风已动，单纯滋阴不足以制风，故应息风潜阳与复脉滋阴并施以求共救将脱之真阴。

（5）增液生津养阴

温病后期，由于邪热亢盛之后，多有津伤液亏之证，如不及时纠正，外邪虽去，内伤已成。吴鞠通主张温病后期"救阴须用充液之药"。风温暑热，病后邪热已衰，症见舌干口渴甚者，均施以雪梨浆、五汁饮，甘寒以生津救液。温病愈后，迁延时久，仍有面微赤、脉数、常思饮不欲食者，方用五汁饮或牛乳饮，以生津液阴血，兼以养胃。温病下后，症见脉静身凉，肌肤枯燥，小便溺管痛，或燥咳，或不思食者，方用益胃汤，或合五汁饮治之，以滋其干。如下后无汗，脉浮而数者，方用清燥汤以增水制火。温病下后，热退不净或已不发热，口燥咽干，多日不大便者，多因肠道津液枯燥，或因其人素体阴虚所致，方用增液汤，以生津养液、润肠通便。燥邪久延，伤及肝肾之阴，症见昼凉夜热，干咳甚而痉厥者，证属上盛下虚，方用专翕大生膏，多用血肉之品，熬膏为丸，从缓而治。以腥臭脂膏之品，填肝肾之阴，以雷龙之火安肾燥。总之，温病后期调理"一以养阴为主"，而育养之要，不越甘寒生津，咸寒养液两端。叶桂云："邪热不燥胃津，必耗肾液"，故又需分别胃腑肾脏而治：胃阴伤者，主用甘寒；肾精伤者，主用甘咸。

3. 清热化湿法

湿热病是外感湿热邪气为患，吴鞠通在《温病条辨》指出，湿热病由于湿性氤氲，与热相合则如油入面，具有留恋气分、弥漫三焦、阻滞气机的特点，故病势常缠绵难愈，治疗较为困难。吴鞠通对湿热性温病的治疗，提出了一系列基本治法、方药。

（1）宣肺化湿法

宣肺化湿法适用于湿热病初起，症见"头痛恶寒，身重疼痛，舌白不渴，脉弦细而濡，面色淡黄，胸闷不饥，午后身热，状若阴虚"的上焦湿热证候。(《温病条辨·上焦篇》第四十三条)指用辛温芳香，清扬宣透之品，化湿透热以宣肺气、疏通肌肤，使腠理通达，汗出湿可从汗而解，湿去则热随汗而散。故吴鞠通用三仁汤治之。方中杏仁轻开肺气，白蔻仁芳香苦辛行气以化中焦之湿，薏苡仁淡渗利下焦之湿。此三仁统辖三焦，各有所司，具有开上、畅中、渗下之效，但治疗的重点仍在中焦。其中使用开利肺气之品，取其宣气化湿之效，"气化则湿亦化"，乃吴鞠通治湿之要点。除本方之外，其他如杏仁滑石汤、加减正气散等方中，亦均以杏仁宣开肺气。

（2）芳香化湿法

若湿热秽浊之邪犯于中焦，症见胸脘胀闷，不饥不食，渴不欲饮，大便不爽或溏，舌苔白腻，脉象模糊等。因湿热秽浊之邪多胶滞难化，故非芳香辛开之品不能开逐。若其邪初至，病机尚浅者，可以三香汤治之。如《温病条辨·中焦篇》第55条说："湿热受自口鼻，由募原直走中道，不饥不食，机窍不灵，三香汤主之。"方中以香豉、郁金、降香此三香以芳化中焦之浊。若秽浊之邪阻滞在里，可随证情之不同而用正气散加减分别治之。方中都以藿香梗、广皮、茯苓、厚朴四味为基本药，随证加减变化，取芳香宣化之意。

（3）苦寒清燥法

主要适用于中焦湿热并重，或湿中蕴热，湿热俱盛者。常见有汗出热解，继而复热，身痛，渴不多饮，舌淡黄而滑，脉缓；或见有腹胀痛，热利下重，潮热胸闷等症。选用苦寒之品以达到燥湿的目的。如黄芩滑石汤、杏仁滑石汤、四苓合芩芍汤、加味白头翁汤、加减芩芍汤、泻心汤等，均属本法范围。常用主药为黄连、黄柏、栀子、茵陈之类苦寒之品。但对此类病证的治疗，并不是单纯一味使用苦寒药，因苦寒虽能清热燥湿，但性质凝滞、沉降，每需合以芳化、淡渗等品以祛湿。

（4）淡渗利湿法

本法主要用于治疗下焦湿热，用淡渗之品，利尿渗湿，使湿热从小便而去。如刘河间所说"治湿之法不利小便非其治也"，所以本法在湿热病各个阶段均可配合其他方法运用。症见小便不利或短少，甚或热蒸头胀，渴不多饮，或伴有肢体水肿者。《温病条辨》中的代表方，如茯苓皮汤，方中用茯苓皮、生薏苡仁、猪苓、大腹皮、白通草、淡竹叶等。如果是下焦热重于湿者，可以在淡渗利湿的同时，加入通利水道的苦寒清热之品，如上方之用竹叶，或是栀子、木通等。另外，需注意的是，由于淡渗法用之不当常有耗伤阴液之弊，故对小便不通一证也须细审其原因。如果小便涩少是由于阴液不足而引起的，不属于湿邪内阻之证，则断不可与淡渗之品。吴鞠通在《温病条辨》中提出："温病小便不利者，淡渗不可与也，忌五苓、八正辈。"就是针对此而言的，临证时不可不辨。

4. 攻下法

吴鞠通在《温病条辨》中关于温病下法的论述内容丰富而详尽，继承了《伤寒论》中大小承气汤及调胃承气汤的运用方法并进一步发挥和创新，创立了一系列以承气汤为基础的类方，他结合前人经验和个人体会，对攻下法灵活运用，特别是攻补兼施、攻下与其他治法的配合等，使之更适应温病的治疗。

（1）苦寒攻下法

用苦寒下夺之品，以攻泻实热，其攻下力量较为峻猛，本法适用于阳明腑实证，方如三承气汤。阳明腑实证治以大承气汤。《温病条辨》曰："阳明温病，面目俱赤，肢厥，甚则通体皆厥，不瘛疭，但神昏，不大便，七八日以外，小便赤，脉沉伏，或并脉亦厥，胸腹满坚，甚则拒按，喜凉饮者，大承气汤主之。"这里所述的肢厥，为阳明腑实所致厥证，为热极而厥。所以治以大承气汤通腑泄热，热邪外泄，阳气通达，则肢厥即可消失。阳明腑实证之轻者治以小承气汤。《温病条辨》曰："阳明温病，汗多谵语，舌苔老黄而干者，宜小承气汤。"汗多乃里热蒸迫津液外泄所致，谵语为肠腑实热上乘心神的表现，都是阳明腑实证的常见征象。热结旁流治以调胃承气汤。吴鞠通曰："阳明温病，纯利稀水无粪者，谓之热结旁流，调胃承气汤主之。"纯利稀水，乃燥热内结，逼迫津液下流所致。而燥屎则不得下行，故虽下利但无粪质。热结旁流证多以实热燥结为主，腑气壅塞多不太甚，治以调胃承气汤着重泄热软坚。

（2）增液泻下法

以咸寒、甘寒之品，滋养阴液，合以苦寒攻下。适用于阳明温病热结液干的证候，方如增液承气汤。"津液不足，无水舟停者，间服增液，再不下者增液承气汤主之。"即增液承气汤，适用于阳明温病润下不通者的治疗。该方系由生地黄、玄参、麦冬组成的增液汤配合大黄、芒硝而成，在临床上可以广泛用于温病的阳明腑实证，因形成阳明腑实证往往伴有阴液的耗损，而增液汤本身也有通导大便的作用，用之更觉稳妥。

（3）扶正攻下法

以益气养血之品扶助正气，合以苦寒攻下之味。适用于应下失下、正虚邪实的证候，方如新加黄龙汤。"应下失下，正虚不能运药，不能运药者死，新加黄龙汤主之。"适用于阳明腑实已成，应下失下，热结耗伤气阴，邪实而正虚，正虚不能运药的危急之证。方中以人参、甘草补益元气，以生地黄、玄参、麦冬、当归、海参补益阴血，以大黄、芒硝攻下腑实，配合生姜宣通胃气。新加黄龙汤，于增液承气汤中加入了滋阴补气之品，其滋阴攻下之力强于增液承气汤，更具补气扶正之功。

（四）温病治疗禁忌

吴鞠通不仅确立了各种温病病证的治疗方法，而且根据温病的病机特点指出了各种治疗禁忌，涉及治法、方剂、服法、药量等，这在温病学专著中是很少见的。这些治疗禁忌，具有很重要的临床指导价值。

1. 温热治疗禁忌

吴鞠通所论温热病治疗禁忌，主要有三个方面：一是忌辛温发汗。吴鞠通在《温病条辨·上焦篇》第四条银翘散方论中说："温病忌汗，汗久不惟不解，反生他患。"第十六条中也说："太阴温病，不可发汗，发汗而汗不出者，必发斑疹，汗出过多者，必神昏谵语。"其所谓忌汗，一是指不可用辛温发汗法，如麻、桂之类，以免温散之品助热耗阴。二是忌淡渗利尿，他在《温病条辨·中焦篇》第三十条中说："温病小便不利，淡渗不可与也，忌五苓、八正辈。"三是慎用苦寒药，他在《温病条辨·中焦篇》第三十一条中说："温病燥热，欲解燥者，先滋其干，不可纯用苦寒也，服之反燥甚。""此用苦寒之禁也"说明温病热盛而阴伤者，用苦寒之品有化燥伤阴之弊，故"不可纯用"。然而，在温病过程中，如邪热炽盛、化火化毒，苦寒清热并非不可投用，只是在使用苦寒之品时，每应注意热盛阴伤的病机特点，每要配合甘寒生津之品，以取清热养阴之效，而无苦寒伤阴之弊。这些方面，也充分体现了吴鞠通治疗温热病处处注意保护津液的学术思想。

2. 湿温治疗禁忌

吴鞠通在《温病条辨·上焦篇》第四十三条中，明确提出治疗湿温的三禁：一是忌辛温大发汗，以防湿邪随辛温发表之药上逆，内蒙心窍则神昏，上蒙清窍则耳聋、目瞑、不言。其云："汗之则神昏耳聋，甚则目瞑不欲言。""汗之"，是指误以为风寒在表而投用辛温解表剂以发汗，如用于湿温初起，发汗后湿邪不能祛除而徒伤卫阳、阴液。二是忌苦寒峻下，以防重抑脾阳之升，湿邪乘势内渍。其曰："下之则洞泄。""下之"是指攻下。湿温初起虽有腹满脘痞，但并非是肠道结滞，更不是热结肠腑，误用攻下，反伤脾阳。三是忌滋腻壅补，以防阴柔敛邪助湿。其曰："润之则病深不解。""润之"是指滋润养阴。湿温初起有午后身热等症，如误认为是阴虚而用养阴之剂，有恋邪助湿之弊。需要说明的是，对吴鞠通所谓湿温初起三禁，也不能过于拘泥。如湿温初起，邪在卫气时，虽不能用麻黄汤之大辛大温发汗之法，但可用微辛微温，芳香宣透之药，如藿香、豆豉等，宣通卫气，微微透汗，以利湿热透化。

3. 温病发汗之禁

吴鞠通在书中曾多处提到温病禁汗，且指出误用汗法后的种种坏证，以示告戒。如"温病忌汗，汗之不惟不解，反生他患"。所谓"忌汗"，是指不可用辛温发汗法，如麻、桂之类。因为误汗既可以伤阳，又可以伤阴。误汗伤阳，即所谓"汗为心液，心阳受伤，必有神明内乱、谵语、癫狂，内闭外脱之变"。误汗伤阴，所谓"汗为五液之一，未始不伤阴也……温病最善伤阴，用药又复伤阴，岂非为贼立帜乎？""风温咳嗽，虽系小病，常见误用辛温重剂销铄肺液，致久嗽成劳者不一而定。圣人不忽于细，必谨于微"。吴鞠通温病忌汗，并非指不可疏散表邪。吴鞠通所创银翘散，有疏风泄热之功，亦属汗剂范围，但其性辛凉，与辛温解表法不同。吴鞠通又指出，在某些特定情况下，辛温解表亦属可用之法。如温病初起兼有风寒外搏者，可暂用辛温以解表寒。湿热性温病初起，其治疗主以芳香化浊，亦多属辛温之品。吴鞠通说："湿为阴邪，非温不解。"此类辛温药与辛温发汗剂当然迥然有别。即便是所用辛凉解表之剂，如银翘散，其中也有荆芥、淡豆豉等辛温之品，旨在加强疏散表邪之力，与单纯辛温解表剂并不相同。

4. 斑疹用药之禁

吴鞠通说："斑疹用升提则衄，或厥，或呛咳，或昏痉，用壅补则瞀乱。"说明治疗温病斑疹不可用升提、壅补之法。对于斑疹，应具体区分。斑属阳明热盛，内迫血分而外溢于肌肤，对斑的治疗当主以清热凉血化斑，如误用升提，势必助热动血伤阴；疹则多属手太阴风热内窜营分，外现于血络，其治疗当主以透发，只是不宜用升、柴、麻、桂等辛温升提之品，以防助长火热之势。吴鞠通指出，如果误用升提发散的药物，鼓动热血上行，则出现衄血；升提太过则必然导致阴竭于下而充塞于上，阴阳之气不相顺接，出现昏厥或四肢厥冷。至于壅补之法，对于邪热亢盛者固然有助邪之弊，但对正气不足而斑疹透发无力或甫出即隐者，补益之法亦当酌用，每有托斑透疹之效。故斑疹禁壅补亦是针对其一般情况而言，并不意味对斑疹之治绝对不用补法。但若是正虚邪陷之阴斑，则补气升陷之品又不可不用。吴鞠通又指出："斑疹阳明证悉具，外出不快，内壅特甚者，调胃承气汤微和之，得通则已，不可令大泄，大泄则内陷。"吴鞠通认为："斑疹虽宜宣泄，但不可太过，令其内陷。斑疹虽忌升提，亦畏内陷。"指出斑疹亦不可大下，以防过泄损伤正气而致邪气内陷。

5. 温病淡渗之禁

吴鞠通指出："温病小便不利者，淡渗不可与也，忌五苓、八正辈。"温热病最易伤阴，常可见到尿少或无尿，这是因为温病的小便不利，无论是见于上、中、下焦，还是卫分、气分、血分，都是因为邪热损伤津液而致，所以治疗必须生津滋阴增液，非淡渗利尿所宜。因此，治温热病切忌淡渗利小便药，如猪苓、泽泻、车前子、滑石之类，以防其再度伤阴。此时如误投淡渗利水之法，非但不能通利小便，反可更伤阴液。而湿热病中，利小便则为常用之法，"治湿不利小便，非其治也"，湿邪困阻三焦，均可配合此法，使湿邪从小便而去。

6. 方剂应用禁忌

吴鞠通对治疗温病的一些方剂提出使用禁忌。如论白虎汤时指出："白虎本为达热出表，若其人脉浮弦而细者不可与也，脉沉者不可与也，不渴者不可与也，汗不出者不可与也。"指出白虎汤的适应证，是阳明无形邪热浮盛于外。提出白虎汤四禁：若见脉浮弦或沉，是邪或在表，或在半表半里，或属阴虚血少，或为热结于里，故不可用白虎汤。脉象、症状不相符，意味着病机不相符。如不渴，为邪热不盛，津液未伤，亦不可用白虎汤。如汗不出为邪遏于里，非浮盛之热，故亦不宜白虎汤。

论上焦病新加香薷饮方时，吴鞠通指出："只许辛凉解肌，辛温又不可用。"论清营汤时，吴鞠通曰："若舌苔白滑，灰滑，淡黄而滑，不渴者，乃湿气蒸腾之象，不得用清营汤柔以济柔也。"论中焦病用大承气汤时指出："非真正实热蔽痼，气血俱结者，不可用也。"对于下焦病，吴鞠通指出："壮火尚盛者，不得用定风珠、复脉。邪少虚多者，不得用黄连阿胶汤。阴虚欲痉者，不得用青蒿鳖甲汤。"总之，对下焦病证要根据邪正虚实的具体情况，确定扶正祛邪的重点。

此外，吴鞠通对小柴胡汤、五苓散、八正散、泻白散等，都提出了应用禁忌。吴鞠通提出的这些禁忌，旨在告诫医者使用这些方剂时，要注意其适用范围，临床可加减使用。关键在于辨证准确，灵活应用，使其切合病情。

7. 初愈饮食禁忌

在温病治疗过程中，饮食的宜忌与疗效息息相关，故吴鞠通对这个问题也非常重视，在书中多次提到愈后之饮食。吴鞠通在《温病条辨·原病篇》中，引《内经》中热病的饮食禁忌说："帝曰：热病已愈，时有所遗者，何也？岐伯曰：诸遗者，热甚而强食之，故有所遗也……帝曰：病热当何禁之？岐伯曰：病热少愈，食肉则复，多食则遗，此其禁也。此节言热病之禁也，语意自明。大抵邪之着人也，每借有质以为依附，热时断不可食，热退必须少食，如兵家坚壁清野之计，必俟热邪尽退，而后可大食也。"

如《温病条辨·中焦篇》阳明热病中，吴鞠通说："阳明温病，下后热退，不可即食，食者必复。周十二时后，缓缓与食。先取清者，勿令饱，饱则必复，复必重也。"即指出在攻下之后必须防止暴饮暴食，注意饮食调养，勿令食复。在湿热病的治疗中，饮食禁忌尤为重要。这是因为湿热病病程长，且以中焦脾胃为病变中心，脾胃又主运化水谷饮食，若是不注意饮食禁忌，使脾胃运化功能受损，水谷精微得不到吸收，药物也难以发挥其作用，将给治疗带来很大困难。因此，生冷、甜滞、油腻、辛辣、坚硬有渣之类食物均为所忌。湿热病愈后，宜少食静养，以防食复、劳复，谨防感冒，以防外感引动余邪而复发。

总之，吴鞠通提出的各种治疗禁忌，既继承了前人经验，又参以自己的心得，与其治疗方法是相辅相成的。对这些治疗禁忌，应知其常而明其所以禁之理，又须识其变，故处方用药当全面兼顾、灵活运用，不可拘泥于诸种禁忌。

（五）温病三焦用药特点

1. 上焦"非轻不举"

吴鞠通治疗上焦温病，用药多为轻清走上之品，多归于肺和心包（心）经。叶天士云："上焦药气味宜以轻"。吴鞠通进一步提出"治上焦如羽，非轻不举"的原则，轻清宣散以透邪重在因势利导。是以轻扬宣散、质轻味薄之品直达病所，宣散气机、透邪外达。所谓"轻"，其意有二。其一，药物质地轻扬、气味轻薄，取其芳香轻清之气。上焦温病，包括温热类和湿热类，皆在人体上部。质轻、味薄，具有升浮之特点的药物，能直接作用于上焦心肺，才能达到"随其所在而攻之"之目的。此法实为遵循《黄帝内经》"因其轻而扬之"而发挥。药用轻清，大多用花、叶等质轻之品，其叶如桑叶、枇杷叶、荷叶、紫苏叶、薄荷叶、竹叶等；花如菊花、金银花、辛夷花等；有升浮之性的药物，如升麻、浮萍、桔梗、蝉蜕等；质地轻浮的药物，如桂枝、麻黄、栀子皮、连翘壳、荆芥穗、牛蒡子、木贼等。其二，药味少，用量轻。上焦温病是温病的初期阶段，病情清浅，上焦温病治法轻巧，组方轻灵，用药宜轻，有"轻舟速行""药用三分，主挽沉疴"之谓，剂量大则有"过病所"之谓。轻清宣散之法大多针对透散上焦之无形热邪而设，若病变涉及与有形实邪相结，或是热邪偏盛，有明显腑脏功能失调的，仅用轻宣之法则不宜。

2. 中焦"非平不安"

吴鞠通在《温病条辨》中指出"治中焦如衡，非平不安"，阐明了中焦用药的特点。脾胃病证治疗时所遵循的原则。脾胃居中，纳运协调，燥湿相济，升降相因，因而治疗中焦病证要做到"如衡"；其衡者，秤也，平也，平衡如秤杆之谓。脾胃同居中焦，为气机升降之枢纽，且二者互相影响。正如《素问·阴阳应象大论》所云："清气在下，则生飧泄；浊气在上，则生䐜胀。"概括了脾胃在气机上相互影响。温病伤及中焦，邪热蕴于阳明胃，湿热蕴结于太阴脾，或胃阴大伤，导致脾胃的升降、纳运、燥湿功能失司，使中焦失去平衡状态，欲协调中焦，必调理平衡脾胃的功能。用药既不能太薄，亦不可过于厚重，或清泄，或攻下，或养阴生津，均宜顾护平衡脾胃，否则就不平，不平则不安。故选方用药当权衡湿热的多少，分别予以祛湿和清热，力求适其所宜，使升者自升，降者自降，达于像"衡"器一样平衡的状态。

吴鞠通治疗温热类温病多用寒凉、甘苦辛咸之品以降热邪平胃。用辛凉甘寒清胃热法，治疗热邪传入中焦之阳明温病属无形邪热炽盛者，方如白虎汤。用苦辛咸寒通利胃肠法，攻下泄热以保胃气，治疗阳明腑实热结证，方如承气汤类。用咸寒，佐以甘苦法，清胃热凉血而化斑，治疗胃热发斑偏于血分证，方如化斑汤等。诸方中石膏、知母、大黄等药，其清热攻邪之性虽猛，但就其药性而言，均以入中焦肠胃为主，以承顺胃气下降之势。湿热邪气困阻中焦脾胃，因湿热程度有别，临床表现有湿重于热者、热重于湿者、湿热并重者。治疗湿热类温病，多用辛香调气温化之品，以畅达气机、化湿、开气分之湿结；以苦寒之品清热燥湿，佐以通利水道渗湿之品以利湿，使湿化热清。多用辛开苦降法治疗湿热并重之湿热蕴脾证，以苦辛寒法治疗热重于湿之太阴脾湿证，用苦辛温法治疗脾胃阳虚阴盛证等，治以清湿热之邪、芳化开达，恢复脾胃的运化升清功能。诸法中利用药物升降浮沉之性能，降中有升、升中有降，相互配合，其目的是使中焦气机升降平衡。

3. 下焦"非重不沉"

吴鞠通在《温病条辨》治病法论中，言"治下焦如权，非重不沉"。具体而言，肝肾属下焦，非咸寒甘润、重镇填阴，不能治下。这里"重"的意义非常广泛，一般认为治疗肝肾真阴不足的药物多属重浊滋腻，如生地黄、阿胶、白芍、鸡子黄等，甚则用猪脊髓、海参、鲍鱼、肾脏等血肉有情之品。而真阴不足、水不涵木出现虚风内动，则配合金石重镇、贝类潜阳之品，如牡蛎、鳖甲、龟板、珍珠母、石决明等，此属于药质之"重"；而对于下焦蓄血，当用破血逐瘀的药物，如水蛭、土鳖虫、桃仁、大黄、芒硝等，此属峻猛之"重"；对于肾阳虚衰之证，用温煦阳气的药物，如附子、肉桂、鹿茸、干姜、胡芦巴、补骨脂等，此为"峻补之重"。总之，"非重不沉"是指治疗下焦病症证用药多为趋下、重浊、重镇、峻猛之品，以其药力直达下焦病所。需要说明的是，治疗下焦之"重"是与治上焦"非轻不举"，及治中焦"非平不安"相对而言，并不是所有治疗下焦病证的药物都非"重"不可，临床应注意辨别证候病机而用药。

（六）温病"救阴保津"论

吴鞠通认为，温邪伤人致病，多自上焦而中焦、下焦，病变由浅而深，病势、病情逐渐加重，即一般规律为"始上焦，终下焦"。在此过程中，尽管病机多样、病情复杂，但往往伴有阴液消耗的病机，津液的盛衰关系到病温者或死或愈，因而提出治疗温病当以"救阴精"为要务的思想。正如吴鞠通在书中所云："温为阳邪……最善发泄，阳胜必伤阴。""其耗之未尽则生，尽则阳无以恋，必脱而死也。"《温病条辨》提出"始终以救阴精为主"。《温病条辨·杂说·本论起银翘散论》说："本论方法之始，实始于银翘散。"其注解用银翘散之意时，指出谨遵《内经》"风淫于内，治以辛凉，佐以苦甘；热淫于内，治以咸寒，佐以甘苦"。综观吴鞠通《温病条辨》用方遣药之法，皆围绕顾阴、救阴，处处体现了"救阴保津"的治疗思想。《温病条辨》共238法，而以清热救阴为治者近乎一半，系统全面地总结了前贤和吴鞠通救治温病伤阴的经验，且辨证井然，立法周全，遣药精巧，理足方效。因而，任应秋赞曰："温热病之应养阴，亦夫人得而知之，但究应如何育养，亦惟吴瑭最有成熟的经验。"足见吴鞠通对治疗温病之顾护阴液之重视。

1. 上焦辛凉保津以养阴

吴鞠通十分强调"预护其虚""防伤阴于前，治伤阴于后"，针对温病初期病证，创立了辛凉保津护阴的治疗方法，包括辛凉法、辛凉合甘寒法、甘寒救阴法、酸甘化阴法、咸寒苦甘法等为主法。温邪初入上焦，病势表浅。吴鞠通认为，"温病忌汗，汗之不惟不解，反生他患……自口鼻吸受而生，徒发其表亦无益也"。强调忌汗保津，宜采用辛凉平剂银翘散、辛凉轻剂桑菊饮轻煎频服，调和营卫，津液得布，自然透邪而不伤阴；邪渐入里，邪热旺盛，吴鞠通强调"退热而保津液"，称"非虎啸风生，金飓退热而不能保津也"，主张采用辛凉重剂，用白虎汤，治疗"太阴温病，脉浮洪，舌黄，渴甚，大汗，面赤，恶热"等，重用石膏辛寒解肌，配知母清热保津养阴；如"脉浮大而芤，汗大出，微喘，甚至鼻孔煽者，白虎加人参汤主之；脉若散大者，急用之，倍人参"。脉象浮大而芤，则阴虚而阳不固也，阳生阴长，单纯补阴，则有鞭长莫及之虞，以白虎退邪热，人参固正气，阳能生阴，救其化源，亦寓救津液之义。邪热未尽，肺津已伤，用甘寒养阴之品滋养阴液，加以辛凉之品清泄余热，方如沙参麦冬汤、清燥救肺汤。若温邪入心营，扰乱心神，而生"脉虚夜寐不安，烦渴舌赤，时有谵语，目常开不闭，或喜闭不开"等，用咸寒苦甘之法如清营汤治疗。

2. 中焦清里增液以存阴

吴鞠通指出："盖热病未有不耗阴者，其耗之未尽则生，尽者阳无以恋，必脱而死也。"体现了吴鞠通顾护阴液的思想。邪入中焦，耗伤脾胃之津较剧，吴鞠通多用清热、急下存阴之品以祛热邪，用补气阴之品以安中，达泄热存阴之目的。主要以辛凉合甘寒法、咸寒苦甘法、苦甘咸法等为主法。中焦温病，邪正剧争，胃热盛，致胃阴耗损，肠腑不通，或见湿热困脾。在肠多为实证，在胃者虚实兼杂，清胃实为急，养胃阴犹重。当救已耗之胃阴，祛胃腑之热。吴鞠通对于阳明温病脉浮而促，热势重，病势急者，以大剂辛寒甘寒之剂逐邪外出，予辛凉合甘寒法减味竹叶石膏汤。阳明温病，多见肠腑不通，腑气不通则邪热留存，与燥粪相结为患，更增阴伤，承气汤类荡涤下之。吴鞠通对腑实阴伤者治以滋阴攻下法，投以增液承气汤。若其人阴素虚，不可行承气者，增液汤主之。增液汤出自《温病条辨·中焦篇》第十一条："阳明温病，无上焦证，数日不大便，当下之，若其人阴素虚，不可行承气汤者，增液汤主之。"增液汤用于素体阴虚，复患温病，肠道失润，燥屎内结的患者。其将此类便结形象地比喻为"无水舟停"，也将这一治法归纳为"增水行舟"法。增液汤在《温病条辨·中焦篇》多次出现，如在《温病条辨·中焦篇》第十七条明确提出："阳明温病，下之不通……津液不足，无水舟停者，间服增液汤，再不下者，增液承气汤主之。"进一步强调了增液汤的适应症是：无水舟停。若阴液不足、燥结太盛，又需加通下软坚散结之剂以助增液行舟之力。吴鞠通以咸寒苦甘法创制增液汤"增水行舟"，以补药之体做泻药之用，也是吴鞠通对张仲景中焦阳明实热便结治疗方法的发挥。

3. 下焦滋肾复脉以育阴

下焦温病多为温病后期阶段，邪少虚多，主病在足少阴肾经与足厥阴肝经。平素肝肾不足之人，感受温邪之后更易出现下焦温病。其以真阴大伤为病变之重心，故吴鞠通养阴亦以滋填为法，滋肾阴以固诸阴之本，益水源以养木息风。包括咸寒复脉养阴法、苦甘咸寒法、甘（酸）寒咸法、甘凉法等。咸寒复脉养阴之法，以复脉汤为代表方剂。如《温病条辨·下焦篇》第四条云："劳倦内伤，复感温病，六七日以外不解者，宜复脉法。"并指出："温病已汗而不得汗，已下而热不退，六七日以外脉尚躁盛者，重与复脉汤。"如见身热面赤、口干舌燥、脉虚大、手足心热等一派阴精亏损、虚热内扰之象，用加减复脉汤；热邪深入少阴，阴虚阳亢，见"少阴温病，真阴欲竭，壮火复炽，心中烦，不得卧"等，用黄连阿胶汤泻南补北；若见夜热早凉，热退无汗，伴舌红少苔，口干舌燥者，用青蒿鳖甲汤以清络搜邪；如"热邪久羁，吸烁真阴……神倦瘛疭，脉气虚弱，舌绛苔少，时时欲脱者"等，属阴虚动风。兼见瘛疭痉厥者，用三甲复脉汤、大定风珠以滋阴息风。五脏以肾为本，肾为水脏，温病津枯液竭，邪热伤肾，宜用咸寒药尤其血肉有情之鳖甲、龟板、阿胶等，质重入肾，滋阴柔肝，补髓填精，潜阳息风，又无碍祛邪，最能使下焦脉复阴生。

  总之，吴鞠通对温病后期调理以保津养阴为主。《温病条辨》曰："至调理大要，温病后一以养阴为主。饮食之坚硬浓厚者，不可骤进。间有阳气素虚之体质，热病一退，即露阳亏，又不可固执养阴之说，而灭其阳火。故本论《温病条辨·中焦篇》列益胃、增液、清燥等汤，《温病条辨·下焦篇》列复脉、三甲、五汁等复阴之法，乃热病调理之常理也。"加减复脉汤主治温病邪热久羁，或因误用汗、下导致热灼阴伤之证，若温病后期阴伤太甚，阴阳有脱离之象，用加减复脉汤去麻仁，加生龙骨、生牡蛎以重镇固涩，即为救逆汤；若误下伤阴，大便溏甚，先用一甲煎以涩肠育阴，待便溏好转后，再用加减复脉汤去麻仁之滑肠，加牡蛎重镇育阴，即为一甲复脉汤；若热邪深入下焦，阴伤而风渐生，手指蠕动，要防止痉厥，用加减复脉汤加生牡蛎、生鳖甲以育阴重镇，即为二甲复脉汤；若痉厥已作，热深厥甚，心中悸动，甚或心痛者，为阴伤风动而心失所养，用二甲复脉汤再加龟甲，以增强养阴息风之功，兼济心阴而止心痛，即为三甲复脉汤；若病久而阴液大伤，邪气亦衰，神倦瘛疭，脉虚弱，舌绛苔少，时时欲脱者，用三甲复脉汤再加鸡子黄、五味子以填补真阴，兼以酸收，共奏滋阴息风之功，即为大定风珠。这几首育阴潜阳咸寒填精之重剂，可救亡阴于一线希望之中，"存得一分津液，便有一分生机"，也可谓是吴鞠通在继承

《伤寒论》经方基础之上的重大创新。

纵观《温病条辨》全书，其养阴之法，上焦以辛凉、甘寒为主；中焦以苦甘寒为主，下焦以咸寒佐以酸甘为主。治疗法则不同，一则示以疾病的渐渐深入，一则体现三焦脏腑位置及功能不同。上、中二焦用药基本是植物药，而下焦用药多半有动物药。"盖下焦深远，草木无情，故用有情缓治。""以下焦丧失皆腥臭脂膏，即以腥臭脂膏补之。"如复脉汤类中之牡蛎、鳖甲、龟板；黄连阿胶汤中之阿胶、鸡子黄；连梅汤中之阿胶等。可见，吴鞠通将"保津养阴"一法贯穿于温病始终，理法方药，丝丝入扣，值得借鉴和效法。

（七）温病"五大危重证"论

吴鞠通在《温病条辨·卷一》中，首次对温病中五种危重病证的病机作了深入的阐述。其云："细按温病死状百端，大纲不越五条。在上焦有二：一曰肺之化源绝者死；二曰心神内闭，内闭外脱者死。在中焦亦有二：一曰阳明太实，土克水者死；二曰脾郁发黄，黄极则诸窍为闭，秽浊塞窍者死。在下焦则无非热邪深入，消铄津液，涸尽而死也。"吴鞠通认为，上焦病证有轻有重，其中肺之化源欲绝和内闭外脱者属重危之证；中焦重危病证，如邪气太盛导致肾水枯竭而土克水者死，湿热壅盛，浊邪塞窍，气机不通，亦属重危；温病下焦危证一般发生于疾病的后期，一般属邪少虚多。病情虽已缓解，但因阴精已大衰，所以病情仍然较重。若正气渐复，驱除余邪外出则可逐渐向愈。但若阴精耗尽，津液枯涸，阳气失于依附，则可因阴竭阳脱而死亡。

吴鞠通所言温病五大危重证，基本上概括了温病发展过程中常见的各种危象，对于指导温病的临床诊断和治疗有着重要的意义。虽然吴鞠通所言死证，现在已有许多已成为可治之证，但吴鞠通之理论对正确认识、早期预测诊断温病危证险证，仍有重大的现实参考意义。

（八）温病服药论

吴鞠通治疗温病，十分强调用药剂量及其服药方法。吴鞠通针对各种不同病证，按治疗要求的不同，采取不同的服用方法，切忌病重药轻、病轻药重之弊。《温病条辨》共载方剂200余首，其中不仅都列有用药剂量，而且大多注明具体服用方法，更切于临床实用。正如《温病条辨》凡例所说："方中所定分量，宜多宜少，不过大概而已，尚须临证者自行斟酌。盖药必中病而后可，病重药轻，见病不愈，反生疑惑；若病轻药重，伤及无辜，又系医者之大戒。古人治病，胸有定见，目无全牛。故于攻伐之剂，每用多备少服法；于调补之剂，病轻者日再服，重者日三服，甚则日三夜一服……医者全在善测病情，宜多宜少，胸有确见，然后依经训约之，庶无过差也。"

如吴鞠通指出，杏仁汤、桑菊饮、宣痹汤等辛凉芳香，宣畅气机之剂，宜采用一日二服法；而白虎汤、黄连阿胶汤、清营汤等用一日三服法，服药间隔亦不尽相同；对于病情较重者，吴鞠通采用一日四次服药法，白天三次，夜间一次；温病后期，阴液损伤，所用增液汤等生津养阴之品，多采用频服法；承气汤等作用猛烈，则根据病情及药后反应随时增减服药次数。至于煎药方法，则根据药物升降浮沉、气味厚薄之不同加以掌握。如轻清达于上焦的银翘散，宜武火速煎，待"香气大出，即取服，勿过煮"，以防过煮味厚而入于中焦。对于含有石膏、滑石等矿物药的方剂，如白虎汤，吴鞠通采用多用水多取药汁的方法。总之，吴鞠通根据病证、病情及治疗要求，采取不同的服药次数、间隔时间、药量等，这对于临床治疗用药具有参考价值。

（九）温病辨舌论

根据中医学理论，舌和气血经络脏腑均有密切的关系，人之气血阴阳、经络脏腑的变化，均可通过舌象表现出来，因此舌诊倍受古今医家的重视，舌诊是中医学特色的诊疗手段之一。而在温病学中，舌诊的作用更加重要。在《温病条辨》《吴鞠通医案》中，吴鞠通根据苔色、舌色以及舌苔的润燥，可以辨别温病病位之深浅、病邪之偏颇、病邪之轻重，以确立相应的治疗方法，并可据此判定疾病的传变和预后。

1. 依据舌色辨病位之深浅

舌诊中，舌色赤或舌色绛反映热邪在里，温病由温邪引起，多热象明显，故舌质以红为主。吴鞠通在卫气营血辨证中，常常根据舌体颜色以判定病位。热邪在卫分、气分，舌色往往舌边尖红，热邪由气分入营血分，舌色亦同时加深，变为赤舌或绛舌，在此过程中，再根据舌苔的润燥或多少判断有无津伤或阴亏，据此以立方遣药。《温病条辨》中对舌赤的描述共有 5 条。如《温病条辨·上焦篇》第三十条和《温病条辨·上焦篇》第五十三条明确指出"暑入手厥阴"疟邪逆传心包，以邪在心包为辨证要点，均用犀角以清热凉血；《温病条辨·上焦篇》第三十九条和《温病条辨·上焦篇》第四十一条均明确指出邪在血分，均用牡丹皮、生地黄、麦冬以凉血滋阴。《温病条辨·下焦篇》第七条"汗下后，口燥咽干，神倦欲眠，舌赤苔老，与复脉汤，汗下后，热邪不解，深入下焦耗伤阴精，舌赤表明虚热内炽，苔老为阴伤之象"，因此予以复脉汤以滋阴养血。由此可见，舌赤是邪入营血的表征，而在舌赤的基础上舌苔的多少或润燥，则是有无津伤的诊断依据。但是由于吴鞠通重视顾护精，因此在清热凉血的同时会适当加减麦冬、生地等以养阴生津。《温病条辨》中对舌绛的描述共有 6 条。如《温病条辨·上焦篇》第六条："舌绛暮热，甚燥，邪初入营"。温邪入里，出现傍晚发热，口中干燥，另见舌绛，属邪气入营无疑。《温病条辨·中焦篇》第二十条吴鞠通自注中有"邪居血分，故舌之肉色绛也"之说；《温病条辨·中焦篇》第四十一条："邪气久留，舌绛苔少，热搏血分。"热邪久羁最易入血络，仅根据舌绛苔少一症而判定热入血分。苔少表明热邪久居，有伤阴之嫌，此时应用加味清宫汤，在清热凉血的同时不忘养阴生津。《温病条辨·下焦篇》第十六条："热邪久羁，吸烁真阴，或因误表，或因妄攻，神倦瘛疭，脉气虚弱，舌绛苔少，时时欲脱者，大定风珠主之。"根据本条症状与用药，可知此属热邪久留营血分，伤及真阴，故用大定风珠以滋阴息风。舌赤和舌绛虽然均表证热邪在里，但是根据舌苔的不同而有虚实之分，在辨舌质颜色的同时，舌苔的润燥可以反映热邪伤阴或化燥的动态变化。

2. 依据苔色辨热邪之轻重

吴鞠通将温病分为风温、温热、温疫、温毒、暑温、湿温、秋燥、冬温、温疟，因感邪轻重不同，其致病亦不同。但总体来说，温病中以温热之邪和湿热之邪为主要病因，根据舌苔颜色的深浅可以判断热邪与湿热之邪的轻重。舌苔中白苔最为常见，其他各种舌苔，多是在白苔的基础上转化而来。一般认为白苔主寒，但在热证也可出现白苔；白苔有薄、厚之分，但无论薄白苔亦或是白厚苔，均是热势不重的表现。《温病条辨·上焦篇》第三十七条："头痛微恶寒，面赤烦渴，舌白，脉濡而数者，虽在冬月，犹为太阴伏暑也。"此为太阴伏暑初起的辨证要点，舌白、脉濡为湿温在表之象，热邪并不深重，同时也说明了湿邪在里。黄苔在温病中是最为常见的苔色。吴鞠通亦根据苔黄的程度，来判断热势的轻重。《温病条辨·上焦篇》第十三条："太阴病得之二三日，舌微黄……栀子豉汤主之。"仅有胸膈郁热，故见舌苔微黄；中焦阳明温病，症见"面目俱赤……小便涩，舌苔老黄，甚则黑有芒刺，但恶热，不恶寒"。上焦温病不治，邪传中焦胃腑，燥热过甚，煎灼津液，无以荣舌，故见舌苔老黄，甚则有可能出现舌黑甚至有芒刺。邪热势重至此，当以大承气汤急下存阴，断绝损耗津液之源头。吴鞠通根据灰苔之润燥，辨别湿邪内盛与里热炽盛。《温病条辨》中，灰苔所主大部分为中焦病证，同苔滑若同时出现，表明寒湿内盛；在下焦病证中，灰苔出现一次。如《温病条辨·下焦篇》第三十七条："暑邪深入厥阴，舌灰，消渴，心下板实……上下格拒者，椒梅汤主之。"徐灵胎认为，此证总有蕴热在内，暑热之邪内炽，深入下焦，为正虚邪炽的危象。黑苔多由黄苔转化而来，为热势较深，病情危重的表现。《温病条辨·中焦篇》第一条阳明温病中，即有"舌黑或有芒刺"之描述。对于热邪深重的中焦证而兼见苔黑者，吴鞠通均应用承气类方以急泻中焦之热。苔黑而干，则表明热邪结聚胃腑而出现伤阴津伤之象，故用护胃承气汤以泻下结热并顾护胃阴。

3. 依据舌象预测疾病预后

吴鞠通治疗温病，非常注重津液的存亡，即所谓"存得一分津液，便有一分生机"体现了津液存亡对温病治疗的重要意义，而判断疾病的预后状况，也主要依据于津液的损伤情况。通过观察舌象中舌苔的干湿之象，便可了解津液的损伤状况，从而判断疾病的治疗及预后。如《温病条辨·下焦篇》中第二条："温病误表，津液被劫，心中震震，舌强神昏，宜复脉法复其津液，舌上津回则生。"便是通过津液的存亡，以指导用药和判断预后的。舌之津液荣枯可体现人体内津液的荣枯，舌上津液变润则表明人体津液已复，因此可判断疾病预后良好。

4. 依据舌象指导临床用药

吴鞠通对温病的诊治，便非常注重舌象的变化，在很多情况下都是以舌象来决定疾病的治疗用药。比如《温病条辨·上焦篇》第三十条："脉虚，夜寐不安，烦渴，舌赤……清营汤主之，舌白滑者，不可与也"。盖舌赤为暑入营分而用清营汤之证据，但若苔白滑，预示湿邪仍在，故不可用柔药以助湿邪。可见吴鞠通是以舌质与舌苔之象，综合分析以判断清营汤的使用范围。又如，《温病条辨·中焦篇》第三十三条："阳明温病，下后脉静，身不热，舌上津回，十数日不大便，可与益胃、增液辈，断不可再与承气也。下后舌苔未尽退，口微渴，面微赤，脉微数，身微热，日浅者亦与增液辈；日深舌微干者，属下焦复脉法也，勿轻与承气。"对于阳明温病下后之不大便，吴鞠通主要以舌象之润燥为主，结合其他症状进行分析，从而判断出治疗的方向和用药法则。再如，《温病条辨·中焦篇》第四十一条："暑温蔓延三焦，舌滑微黄，邪在气分者，三石汤主之；邪气久留，舌绛苔少，热搏血分者，加味清宫汤主之。"此处吴鞠通全面观察舌苔之多少、色泽、润燥及舌质之色，从而为判断邪气之部位及为用药做出指导。这种据舌象以指导用药的论述还有很多，体现了吴鞠通对舌象的重视程度及其临床用药的思维特点。

（十）温病辨脉论

吴鞠通把脉象与三焦辨证结合，凭借脉象特点辨别病位、病因、病性，并推断病势及判断预后，以脉来辨别温病中的各证，是其温病辨治的特点之一。

1. 依据脉象辨发病部位

《温病条辨·中焦篇》第一条："面目俱赤，语声重浊，呼吸俱粗，大便闭，小便涩，舌苔老黄，甚则黑有芒刺，但恶热，不恶寒，日晡益甚者，传至中焦，阳明温病也。脉浮洪躁甚者，白虎汤主之；脉沉数有力，甚则脉体反小而实者，大承气汤主之。"此条是说阳明温病的症状、主治，依据脉来辨病位在经还是在腑，从而确定治疗用药。若脉象浮洪躁甚，则邪热尚在阳明之经，邪热尚还近表，故用白虎汤清阳明之经以退烦热；若脉象沉数有力，甚或在沉数有力中，脉象不洪大而反见小而实者，此时病邪完全在里，即邪在阳明之腑，故用大承气汤以攻下。《温病条辨·中焦篇》第二条："阳明温病，脉浮而促者，减味竹叶石膏汤主之。"其中"脉浮而促"的脉象特点，提示本证病机属阳明无形邪热向外蒸腾于肌表，尚未内结成阳明腑实，因其病位在肌表，故吴鞠通指出"以辛凉透表重剂，逐邪外出则愈"，使邪气从最近的部位而解。《温病条辨·中焦篇》第十三条："下后无汗脉浮者，银翘汤主之。"《温病条辨·中焦篇》第十四条："下后无汗，脉不浮而数，清燥汤主之。"此两条是凭借脉象来辨病位在表在里，参之见证，前条脉浮，所以知是余邪郁于肌表，故用银翘汤轻宣表气、清热益津；后条脉不浮，此乃为里热未清、阴分已伤，故用清燥汤增液养阴、祛邪退热。

2. 依据脉象辨发病原因

《温病条辨·下焦篇》第二十一条："少腹坚满，小便自利，夜热昼凉，大便闭，脉沉实者，蓄血也。"下焦蓄血瘀滞较甚者，腹部积聚则少腹坚满；瘀血在肠道，大便多不闭而小便自利；瘀血在膀胱，则小便亦可艰涩疼痛；瘀血在胞宫，则对大小便多无影响。此处脉沉实为下焦蓄血。《温病条辨·下焦篇》第三十条："热病经水适至，十余日不解，舌萎饮冷，心烦热，神气忽清忽乱，脉右长左沉，瘀热在里也。"此处脉右长左沉，为热邪瘀结在里，与血相搏，热入血室，瘀热在血分，属蓄血证。

3. 依据脉象辨病变性质

吴鞠通通过脉象以辨别疾病的寒热、虚实等病变性质。《温病条辨·上焦篇》第七条："太阴温病，脉浮洪，舌黄，渴甚，大汗，面赤恶热者，辛凉重剂白虎汤主之。"《温病条辨·上焦篇》第九条："白虎本为达热出表，若其人脉浮弦而细者，不可与也；脉沉者，不可与也。"吴鞠通据脉象浮洪，断为邪热在肺经气分，有传入阳明之势，邪热又深入一层，故用白虎汤；依据脉弦细多属里虚，脉沉多属里寒，故指出不可用白虎汤。《温病条辨·下焦篇》第一条："风温、温热、温疫、温毒、冬温，邪在阳明久羁，或已下，或未下，身热面赤，口干舌燥，甚则齿黑唇裂，脉沉实者，仍可下之；脉虚大，手足心热甚于手足背者，加减复脉汤主之。"吴鞠通认为，脉沉实，说明阳明实热仍在，故遵《伤寒论》阳明病急下存津法；脉虚大无力，参之手足心热高于手足背，说明邪热逗留时间过久，阴液过度耗伤，故用滋养阴液的加减复脉汤。由此可见，吴鞠通能藉脉参证，断明病性，继而确立治则，指导用药。

4. 依据脉象推断病势及预后

《温病条辨·原病篇》第七条："《论疾诊尺篇》曰：尺肤热甚，脉盛躁者，病温也；其脉盛而滑者，病且出也。"尺肤热盛可知里热较甚。脉盛躁者，是阳热亢盛的具体表现；脉滑利，可知正气强盛，邪有向外透散之机。《温病条辨·原病篇》第八条："热病七日八日脉微小，病者溲血，口中干，一日半而死，脉代者，一日死。"《温病条辨·上焦篇》第十一条："太阴温病，血从上溢者，犀角地黄汤合银翘散主之。其中焦病者，以中焦法治之。若吐粉红血水者，死不治；血从上溢，脉七、八至以上，面反黑者，死不治；可用清络育阴法。"都指的是根据脉象来推测疾病的预后。可见，吴鞠通在继承前人脉诊理论的基础上，在临床实践中有所发挥。其凭脉辨证，证不离脉，脉证合参，辨别病位、病因、病性、病势，确定治疗原则，指导治疗用药，推测疾病预后的方法，对指导临床具有十分重要的意义。

5. 温病辨脉分三焦

吴鞠通以三焦为纲，将脉象与三焦辨证结合，认为上焦温病病位在心肺，多由口鼻而入，邪在肺卫者，其脉动数或浮数；温病传里，邪在肺经气分者，其脉浮洪，或洪大有力，或洪大而数；热入心营，则见虚脉。中焦温病多由上焦之表传来，其病性多属于实证，多为气分大热或阳明腑实，时有营血证候，治疗多用清气法或泻下法。中焦温病，胃热炽盛者，其脉浮洪躁甚；肠道热结，腑实不通，其脉沉数有力或沉实；湿温病则脉来濡缓或濡数。下焦温病是指温病发展过程中的后期阶段，由中焦、上焦温病传变而来，病性邪少虚多，病位在下焦肝肾，所以下焦温病的本质不外阴伤或阴竭，其制方以滋阴为其原则。下焦温病，真阴亏损者，其脉虚大或结代；虚风内动者，其脉虚数，或细促，或细而劲。因此可见，上焦常见的脉象有：浮脉、数脉、迟脉、虚脉；中焦常见的脉象有：浮脉、沉脉、数脉、迟脉、实脉；下焦常见的脉象有：沉脉、数脉、迟脉、虚脉。脉诊在诊断上虽然有其重要价值，但仅凭诊脉来诊断疾病、判断预后，则欠全面，临证还当参合症状表现，细心辨析，方不至贻误病情。

（十一）温病验效方

1. 上焦温病

（1）银翘散

来源：《温病条辨·卷一·上焦篇》。

组成：连翘一两，银花一两，苦桔梗六钱，薄荷六钱，竹叶四钱，生甘草五钱，芥穗四钱，淡豆豉五钱，牛蒡子六钱。

用法：上杵为散，每服六钱，鲜苇根汤煎，香气大出，即取服，勿过煮。肺药取轻清，过煮则味厚而入中焦矣。病重者，约二时一服，日三服，夜一服；轻者，三时一服，日二服，夜一服；病不解者，作再服。

功效：辛凉解表。

主治：太阴风温、温热、温疫、冬温……但热不恶寒而渴者，辛凉平剂银翘散主之。

方解：本方药取清轻，为辛凉平剂。因外感风热所致，故用银花、连翘清热解毒，清宣透表；薄荷辛凉解肌，荆芥、豆豉辛凉解表；牛蒡子、桔梗、甘草解毒利咽；竹叶、芦根轻清透热。吴鞠通曰：本方谨遵《内经》"风淫于内，治以辛凉，佐以苦甘；热淫于内，治以咸寒，佐以甘苦"之训。又宗喻嘉言芳香逐秽之说，用李东垣清心凉膈散，辛凉苦甘。病初起，且去入里之黄芩，勿犯中焦；加银花辛凉，芥穗芳香，散热解毒；牛蒡子辛平润肺，解热散结，除风利咽，皆手太阴药也。合而论之，《经》谓"冬不藏精，春必病温"，又谓"藏于精者，春不病温"，又谓"病温虚甚死"可见病温者，精气先虚。此方之妙，预护其虚，纯然清肃上焦，不犯中下，无开门揖盗之弊，有轻以去实之能，用之得法，自然奏效，此叶氏立法，所以迥出诸家也。

（2）桑菊饮

来源：《温病条辨·卷一·上焦篇》。

组成：杏仁二钱，连翘一钱五分，薄荷八分，桑叶二钱五分，菊花一钱，苦梗二钱，甘草八分，苇根二钱。

用法：水二杯，煮取一杯，日二服

功效：辛凉解表，润肺止咳。

主治：太阴风温，但咳，身不甚热，微渴者，辛凉轻剂桑菊饮主之。

方解：本证因风温外袭，肺卫不宣，故用桑叶清肺透热，菊花清散风热，桔梗、杏仁止咳，连翘清热解毒，苇根清热止渴，薄荷辛凉散热，甘草调和诸药。本方一改以往以杏苏散治四时咳嗽的弊病，是对风温病治疗上的一大贡献。正如吴鞠通言："风温之病，虽系小病，常见误用辛温重剂，消灼肺液，致久咳成痨者，不一而足"。本方剂量较轻，药性清轻，为"辛凉轻剂"。吴鞠通曰："此辛甘化风、辛凉微苦之方也。盖肺为清虚之脏，微苦则降，辛凉则平，立此方所以避辛温也。今世金用杏苏散通治四时咳嗽，不知杏苏散辛温，只宜风寒，不宜风温，且有不分表里之弊。此方独取桑叶、菊花者：桑得箕星之精，箕好风，风气通于肝，故桑叶善平肝风；春乃肝令而主风，木旺金衰之候，故抑其有余，桑叶芳香有细毛，横纹最多，故亦走肺络，而宣肺气。菊花晚成，芳香味甘，能补金水二脏，故用之以补其不足。"

（3）清营汤

来源：《温病条辨·卷一·上焦篇》。

组成：犀角三钱，生地五钱，元参三钱，竹叶心一钱，麦冬三钱，丹参二钱，黄连一钱五分，银花三钱，连翘二钱（连心用）。

用法：水八杯，煮取三杯，日三服。

功效：清营凉血。

主治：脉虚，夜寐不安，烦渴，舌赤，时有谵语，目常开不闭，或喜闭不开，暑入手厥阴也。

方解：清营汤为热入营分的代表方剂。吴鞠通根据《素问·至真要大论》"热淫于内，治以咸寒，佐以甘苦"，及《温热论》"入营犹可透热转气"的原则，选用咸寒之犀角，甘寒之生地、玄参、麦冬、竹叶、金银花，和苦寒的黄连、连翘组成方剂。"营分受热，则血液受劫"，法当清营解毒，兼养营阴以防邪热进一步内传，而耗血动血。然而，邪入营分，特别是邪气初入营分，终非疾病发展的最后阶段，内陷之邪仍有几分外透之机。此时在清营解毒，养阴的基础上，配合透热转气的金银花、竹叶、连翘，使外入营分之邪热仍透出气分而解。

（4）安宫牛黄丸

来源：《温病条辨·卷一·上焦篇》。

组成：牛黄一两，郁金一两，犀角一两，黄连一两，朱砂一两，梅片二钱五分，麝香二钱五分，珍珠五钱，山栀一两，雄黄一两，金箔衣，黄芩一两。

用法：上为极细末，炼老蜜为丸，每丸一钱，金箔为衣，蜡护。脉虚者人参汤下，脉实者银花、薄荷汤下，每服一丸。兼治飞尸卒厥，五痫中恶，大人、小儿痉厥之因于热者。大人病重体实者，日再服，甚至日三服；小儿服半丸，不知再服半丸。

功效：清心开窍，化痰定惊。

主治：太阴温病，误汗，神昏谵语者。手厥阴暑温，身热不恶寒，清神不了了，时时谵语者。阳明温病，斑疹，温痘，温疮，温毒，发黄，神昏谵语者。

方解：本证因热毒内陷心包所致，故用牛黄清心开窍、祛痰止惊，犀角清热凉血，朱砂清热安神，珍珠、玳瑁、金箔镇惊息风、安神定惊，麝香、冰片、郁金辟秽开窍，雄黄解毒豁痰，黄连、黄芩、栀子清热泻火。吴鞠通云："此芳香化秽浊而利诸窍，咸寒保肾水而安心体，苦寒通火腑而泻心用之方也。牛黄得日月之精，通心主之神。犀角主治百毒、邪鬼瘴气。珍珠得太阴之精而通神明，合犀角补水救火。郁金，草之香；梅片，木之香；雄黄，石之香；麝香，乃精血之香。合四香以为用，使闭固之邪热温毒深在厥阴之分者，一齐从内透出，而邪秽自消，神明可复也。黄连泻心火，栀子泻心与三焦之火，黄芩泻胆、肺之火，使邪火随诸香一齐俱散也。朱砂补心体、泻心用，合金箔坠痰而镇固，再合珍珠、犀角为督战之主帅也。"

（5）紫雪丹

来源：《温病条辨·卷一·上焦篇》。

组成：滑石一斤，石膏一斤，寒水石一斤，磁石二斤（水煮。捣煎去渣，入后药），羚羊角五两，木香五两，犀角五两，沉香五两，丁香一两，升麻一斤，元参一斤，炙甘草半斤。

用法：以上八味，并捣锉，入前药汁中煎，去渣，入后药。朴硝、硝石各二斤提净，入前药汁中，微火煎，不住手将柳木搅，候汁欲凝，再加入后二味。辰砂三两，研细　麝香一两二钱，研细入煎药拌匀。合成，退火气。冷水调服一二钱。

主治：太阴温病，误汗，神昏谵语者。手厥阴暑温，身热不恶寒，清神不了了，时时谵语者。邪入心包，舌謇肢厥。

方解：本证因温疫热毒，内陷心包，引动肝风所致。故用羚羊角、犀角清心凉肝；寒水石、滑石、石膏寒凉退热；朴硝、硝石通便导滞，玄参、甘草护阴解毒；辰砂、磁石镇心安神；丁香、木香、沉香、麝香利气宣窍。升麻解毒，并使药性升而后降，使诸经邪火热毒内消，或从下窍而出。吴鞠通曰："诸石利水火而通下窍。磁石、元参补肝肾之阴，而上济君火。犀角、羚羊泻心胆之火。甘草和诸药而败毒，且缓肝急。诸药皆降，独用一味升麻，盖欲降先升也。诸香化秽浊，或开上窍，或开下窍，使神明不致坐困于浊邪而终不克复其明也。丹砂色赤，补心而通心火，内含汞而补心体，为坐镇之用。诸药用气，硝独用质者，以其水卤结成，性峻而易消，泻火而散结也。"

（6）生脉散

来源：《温病条辨·卷一·上焦篇》。

组成：人参三钱，麦冬二钱（不去心），五味子一钱。

用法：水三杯，煮取八分二杯，分二次服，渣再煎服。脉不敛，再作服，以脉敛为度。

主治：汗多，脉散大，喘渴欲脱者。

方解：本证多由温热、暑热之邪耗气伤津所致，治疗以益气生津、敛阴止汗为主。肺主皮毛，暑伤肺气，卫外失固，津液外泄，故汗多；肺主气，肺气受损，故气短懒言、神疲乏力；阴伤而津液不足以上承，则咽干口渴。舌干红少苔，脉虚数或虚细，乃气阴两伤之象。方中人参甘温，益元气、补肺气、生津液，故为君药。麦门冬甘寒养阴清热、润肺生津，故为臣药。人参、麦冬合用，则益气养阴之功益彰。五味子酸温，敛肺止汗、生津止渴，为佐药。三药合用，一补一润一敛，益气养阴、生津止渴、敛阴止汗，使气复津生，汗止阴存，气充脉复，故名"生脉"属于酸甘化阴之法。吴鞠通曰:"汗多而脉散大,其为阳气发泄太甚,内虚不可留恋可知。生脉散酸甘化阴,守阴所以留阳,阳留,汗自止也。以人参为君,所以补肺中元气也。"

2. 中焦温病

(1) 增液汤

来源:《温病条辨·卷二·中焦篇》。

组成:元参一两,麦冬八钱(连心),细生地八钱。

用法:水八杯,煮取三杯,口干则与饮,令尽,不便,再作服。

功效:滋阴增液。

主治:阳明温病,无上焦证,数日不大便,当下之。若其人阴素虚,不可行承气者。下后数日,热不退,或退不尽,口燥咽干,舌苔干黑,或金黄色,脉沉而弱者。

方解:本证因邪热耗损津液,阴亏液涸,不能濡润所致,故重用玄参咸寒滋阴润燥清热,生地甘苦寒清热养阴,麦冬甘寒滋养肺胃,三药咸甘苦寒,养阴增液清热,为"咸寒苦甘法"。吴鞠通云:"独取元参为君者,元参味苦咸微寒,壮水制火,通二便,启肾水上潮于天,其能治液干,固不待言,《本经》称其主治腹中寒热积聚,其并能解热结可知。麦冬主治心腹结气,伤中伤饱,胃络脉绝,羸瘦短气,亦系能补能润能通之品,故以为之佐。生地亦主寒热积聚,逐血痹,用细者,取其补而不腻,兼能走络也。三者合用,作增水行舟之计,故汤名增液,但非重用不为功。本论于阳明下证,峙立三法:热结液干之大实证,则用大承气;偏于热结而液不干者,旁流是也,则用调胃承气;偏于液干多而热结少者,则用增液,所以回护其虚,务存津液之心法也。"

(2) 益胃汤

来源:《温病条辨·卷二·中焦篇》。

组成：沙参三钱，麦冬五钱，冰糖一钱，细生地五钱，玉竹一钱五分（炒香）。

用法：水五杯，煮取二杯，分二次服，渣再煮一杯服。

功效：滋阴养胃。

主治：阳明温病，下后汗出，当复其阴。

方解：本证因温病下后、汗出，阴津受伤所致，故用麦冬、沙参、玉竹、冰糖甘凉滋胃阴，另生地甘苦寒，养胃阴、生津液，并入血分凉血清热、润燥滋阴。吴鞠通云："欲复其阴，非甘凉不可。汤名益胃者，胃体阳而用阴，取益胃用之义也。"

（3）新加黄龙汤

来源：《温病条辨·卷二·中焦篇》。

组成：细生地五钱，生甘草二钱，人参一钱五分（另煎），生大黄三钱，芒硝一钱，元参五钱，麦冬五钱（连心），当归一钱五分，海参二条（洗），姜汁六匙。

用法：水八杯，煮取三杯。先用一杯，冲参汁五分、姜汁二匙，顿服之，如腹中有响声，或转矢气者，为欲便也；候一二时不便，再如前法服一杯；候二十四刻，不便，再服第三杯；如服一杯，即得便，止后服，酌服益胃汤一剂（益胃汤方见前），余参或可加入。

功效：滋阴增液，泻热通便，补气养血。

主治：阳明温病，下之不通。

方解：本证邪实正虚，不能运药，故下之不通，用调胃承气汤泻热通便，增液汤、海参养阴生津，人参益气，当归和血，姜汁和胃降逆。本方以苦寒攻下、咸寒软坚泻热与甘寒补阴之品配合养阴泻热通便，故为"苦甘咸法"。吴鞠通云："旧方用大承气加参地、当归，须知正气久耗，而大便不下者，阴阳俱惫，尤重阴液消亡，不得再用枳、朴伤气而耗液，故改用调胃承气，取甘草之缓急，合人参补正，微点姜汁，宣通胃气，代枳、朴之用，合人参最宣胃气，加麦、地、元参，保津液之难保，而又去血结之积聚，姜汁为宣气分之用，当归为宣血中气分之用，再加海参者，海参咸能化坚，甘能补正。按：海参之液，数倍于其身，其能补液可知，且蠕动之物，能走络中血分，病久者必入络，故以之为使也。"

（4）人参泻心汤

来源：《温病条辨·卷二·中焦篇》。

组成：人参二钱，干姜二钱，黄连一钱五分，黄芩一钱五分，枳实一钱，生白芍二钱。

用法：水五杯，煮取二杯，分二次服，渣再煮一杯服。

功效：补中温里，清热导滞。

主治：湿热上焦未清，里虚内陷，神识如蒙，舌滑脉缓。

方解：本证因中气不足，上焦湿热内陷所致里虚，故用人参以护里阳，白芍以护真阴；湿陷于里，故用干姜、枳实之辛通；湿中兼热，故用黄芩、黄连之苦降。此邪已内陷，其势不能还表，法用通降，从里治之，属于"苦辛寒兼甘法"。吴鞠通曰："湿在上焦，若中阳不虚者，必始终在上焦，断不内陷；或因中阳本虚，或因误伤于药，其势必致内陷。温之中人也，首如裹，目如蒙，热能令人昏，故神识如蒙，此与热邪直入包络谵语神昏有间。里虚故用人参以护里阳，白芍以护真阴；湿陷于里，故用干姜、枳实之辛通；湿中兼热，故用黄芩、黄连之苦降。此邪已内陷，其势不能还表，法用通降，从里治也。"

（5）宣痹汤

来源：《温病条辨·卷二·中焦篇》。

组成：防己五钱，杏仁五钱，滑石五钱，连翘三钱，山栀三钱，薏苡仁五钱，半夏三钱（醋炒），晚蚕沙三钱，赤小豆皮三钱。

用法：水八杯，煮取三杯，分温三服。痛甚加片子姜黄二钱，海桐片三钱。

功效：清热利湿。

主治：湿聚热蒸，蕴于经络，寒战热炽，骨骱烦疼，舌色灰滞，面目萎黄。

方解：本证因湿热蕴结、阻于经络所致，故用汉防己祛风湿、清热、通络止痛，杏仁降气化湿，薏苡仁、赤小豆、蚕沙渗湿除痹，连翘、栀子、滑石清热利湿，半夏燥湿化痰。方中药物辛味宣散，苦味降泻，共奏清热除湿、宣通经络之功，故为"苦辛通法"。吴鞠通云："此条以舌灰目黄，知其为湿中生热；寒战热炽，知其在经络；骨骱疼痛，知其为痹证。若泛用治湿之药，而不知循经入络，则罔效矣。故以防己急走经络之湿，杏仁开肺气之先，连翘清气分之湿热，赤豆清血分之湿热，滑石利窍而清热中之湿，山栀肃肺而泻湿中之热，薏苡淡渗而主挛痹，半夏辛平而主寒热，蚕沙化浊道中清气，痛甚加片子姜黄、海桐皮者，所以宣络而止痛也。"

3. 下焦温病

（1）加减复脉汤

来源：《温病条辨·卷三·下焦篇》。

组成：炙甘草六钱，干地黄六钱，生白芍六钱，麦冬五钱（不去心），阿胶三钱，麻仁三钱。

用法：水八杯，煮取八分三杯，分三次服。剧者加甘草至一两，地黄、白芍八钱，麦冬七钱，日三，夜一服。

功效：益气滋阴复脉。

主治：身热面赤，口干舌燥，甚则齿黑唇裂，脉沉实者，仍可下之。脉虚大，手足心热甚于手足背者；心中震震，舌强神昏；劳倦内伤，复感温病，六、七日以外不解者；温病已汗而不得汗，已下而热不退，六七日以外，脉尚躁盛者；汗下后，口燥咽干，神倦欲眠，舌赤苔老；热邪深入，或在少阴，或在厥阴。

方解：本证因温热深入少阴、厥阴、阴液不足所致，故用地黄、阿胶、白芍、麦冬滋养肝肾之阴，炙甘草甘温益气，麻仁润燥。吴鞠通曰："温邪久羁中焦阳明阳土，未有不克少阴癸水者，或已下而阴伤，或未下而阴竭，若实证居多，正气未至溃败，脉来沉实有力，尚可假手于一下，即《伤寒论》中急下以存津液之谓。若中无结粪，邪热少而虚热多，其人脉必虚，手足心主里，其热必甚于手足背之主表也。若再下其热，是竭其津而速之死也。故以复脉汤复其津液，阴复则阳留，庶可不至于死也。去参、桂、姜、枣之补阳，加白芍收三阴之阴，故云加减复脉汤。在仲景当日，治伤于寒者之结代，自有取于参、桂、姜、枣，复脉中之阳。"

（2）救逆汤

来源：《温病条辨·卷三·下焦篇》。

组成：于加减复脉汤内去麻仁，加生龙骨四钱，生牡蛎八钱。

用法：水八杯，煮取八分三杯，分三次服。

功效：滋阴复脉，敛汗安神。

主治：温病误表，津液被劫，心中震震，舌强神昏，汗自出，中无所主者。

方解：本证因误汗损伤心气心阴、神无所主所致，故用加减炙甘草汤滋阴养液，去火麻仁之润下，加龙骨、牡蛎敛汗安神。吴鞠通曰："误表动阳，心气伤则心震，心液伤则舌謇，故宜复脉复其津液也。若伤之太甚，阴阳有脱离之象，复脉亦不胜任，则非救逆不可。"

（3）青蒿鳖甲汤

来源：《温病条辨·卷三·下焦篇》。

组成：青蒿二钱，鳖甲五钱，细生地四钱，知母二钱，丹皮三钱。

用法：水五杯，煮取二杯，日再服。

功效：滋阴退热。

主治：夜热早凉，热退无汗，热自阴来者。

方解：本证因阴虚内热所致，鳖甲养阴退热，青蒿芳香解热，生地滋阴清热，丹皮清热凉血，知母清热生津。吴鞠通云："邪气深伏阴分，混处气血之中，不能纯用养阴，又非壮火，更不得任用苦燥。故以鳖甲蠕动之物，入肝经至阴之分，既能养阴，又能入络搜邪；以青蒿芳香透络，从少阳领邪外出；细生地清阴络之热；丹皮泻血中之伏火；知母者，知病之母也，佐鳖甲、青蒿而成搜剔之功焉。再此方有先入后出之妙，青蒿不能直入阴分，有鳖甲领之入也；鳖甲不能独出阳分，有青蒿领之出也。"

（4）三甲复脉汤

来源：《温病条辨·卷三·下焦篇》。

组成：于加减复脉汤内，加生牡蛎五钱，生鳖甲八钱，生龟板一两。

用法：水八杯，煮取八分三杯，分三次服。

功效：滋阴潜阳。

主治：下焦温病，热深厥甚，脉细促，心中憺憺大动，甚则心中痛者。

方解：本证因温邪深入下焦，阴液大虚，肝风内动，上扰心神，故用加减复脉汤滋阴养液，干地黄、生白芍、麦冬、阿胶、麻仁滋阴补血，炙甘草扶正。加生牡蛎、生鳖甲入肝搜邪潜阳，生龟板镇肝肾、补奇经。吴鞠通曰："前二甲复脉，防痉厥之渐，即痉厥已作，亦可以二甲复脉止厥。兹又加龟板名三甲者，以心中大动，甚则痛而然也。心中动者，火以水为体，肝风鸱张，立刻有吸尽西江之势。肾水本虚，不能济肝而后发痉，既痉而水难猝补，心之本体欲失，故憺憺然而大动也。甚则痛者，"阴维为病主心痛"，此证热久伤阴，八脉丽于肝肾，肝肾虚而累及阴维故心痛，非如寒气客于心胸之心痛可用温通。故以镇肾气、补任脉、通阴维之龟板止心痛，合入肝搜邪之二甲，相济成功也。"

（5）大定风珠汤

来源：《温病条辨·卷三·下焦篇》。

组成：生白芍六钱，阿胶三钱，生龟板四钱，干地黄六钱，麻仁二钱，五味子二钱，生牡蛎四钱，麦冬六钱（连心），炙甘草四钱，鸡子黄二枚（生），鳖甲四钱（生）。

用法：水八杯，煮取三杯，去滓，再入鸡子黄，搅令相得，分三次服。

功效：滋阴潜阳。

主治：热邪久羁，吸烁真阴，或因误表，或因妄攻，神倦瘛疭，脉气虚弱，舌绛苔少，时时欲脱者。

方解：大定风珠汤，为春温病后期虚风内动而设。温热病后期，病邪下及肝肾，热邪久羁，真阴被耗，水不涵木，筋脉失养，手足蠕动、抽搐。阴虚阳无所附，而见脉气虚弱时时欲脱。此时邪去八九，真阴只存一二。吴鞠通创制了三甲复脉汤、大定风珠汤等育阴潜阳、咸寒填精之重剂。大定风珠汤，方用鸡子黄、阿胶、龟板、鳖甲、牡蛎咸寒存阴，并且血肉有情之品能填补欲竭之真阴；生地、麦冬、白芍甘寒养阴。《温热论》说："存得一分阴液，便有一分生机。"全方以保阴精为主，寓潜阳息风于填补真阴之中。

（十二）温病医案选析

1. 暑温案

王，三十八岁，癸亥六月初三日。暑温，舌苔满布，色微黄，脉洪弦而刚甚，左反大于右，不渴，初起即现此等脉症，恐下焦精血之热，远甚于上焦气分之热也。且旧有血溢，故手心之热又甚于手背。究竟初起，且清上焦，然不可不免知其所以然。连翘二钱，豆豉钱半，细生地钱半，丹皮二钱，银花二钱，生甘草一钱，藿梗一钱，元参钱半，薄荷三分，牛蒡子钱半，白茅根二钱，麦冬二钱，苦桔梗一钱。

初六日　热退大半，胸痞，腹中自觉不和。

按语： 暑必夹湿，热退湿存之故，先清气分。连翘二钱，豆豉二钱，杏仁泥二钱，银花钱半，生苡仁三钱，白扁豆二钱，藿梗三钱，白通草八分，郁金二钱，滑石钱半。日二帖。

初七日　病退，六腑不和。藿梗三钱，郁金一钱，半夏二钱，浓朴二钱，豆豉二钱，生苡仁三钱，广皮炭一钱，滑石三钱。

初八日　向有失血，又届暑病之后，五心发热，法当补阴以配阳；但脉双弦而细，不惟阴不充足，即真阳亦未见其旺也。议二甲复脉汤，仍用旧有之桂、参、姜、枣。炒白芍四钱，阿胶二钱，麦冬三钱，麻仁二钱，炙甘草五钱，生鳖甲五钱，沙参三钱，大生地四钱，生牡蛎五钱，桂枝二钱，大枣二个，生姜二片。

又丸方。八仙长寿丸，加麻仁白芍蜜丸，每日三服，每服三钱。

——《吴鞠通医案·卷一·暑温》

按语： 本案为暑温案。暑温舌苔满布，色微黄，脉洪弦，表明暑温夹湿。"左脉反大于右，不渴。"左手主上焦气分，右手则主下焦血分，"不渴"表示有邪气在表，"不渴"为本案的要点。"初起即现此等脉症，恐下焦精血之热，远甚于上焦气分之热也。"又说"手心之热又甚于手背"，故在银翘散的基础上加生地、麦冬以养阴，丹皮直入血分，以安血分之热。白茅根凉血止血，标本兼顾。初六日见胸痞，曰"暑必夹湿"，清暑必兼芳化、清利并行。藿梗、滑石清暑利湿，吴鞠通所谓"治湿不利小便非其治也"。初八日，出现"向有失血""五心发热""法当补阴以配阳"，可以看出其治疗暑湿十分重视滋阴护阴的思想。故予以二甲复脉汤，仍用桂、参、姜、枣，兼顾阴阳双补。"脉双弦"意在尚有风寒未能尽解，是用桂枝、生姜之理由。后以八仙丸即六味地黄丸加麦冬、五味子，再加麻仁、白芍滋阴清热，固其根本。

2. 伏暑案

某　乙丑九月十六日。夏伤于湿，冬必咳嗽。况六脉俱弦，木旺克土，脾土受克则泄泻，胃土受克则不食欲呕，前曾腹胀，现下胸痞，舌白滑，此寒湿病也。而脉反数，思凉思酸，物极必反之象，岂浅鲜哉！急宜戒恼怒，小心一切为要。半夏三钱，旋复花二钱，杏仁泥四钱，白蔻皮一钱，生苡仁五钱，滑石三钱，郁金二钱，茯苓皮五钱，通草一钱。水五杯，煮两杯，渣再煮一杯，分三次服，二帖。

十八日　脉数甚，思凉，湿中生热之故。通草二钱，郁金二钱，滑石六钱，茯苓皮六钱，白蔻仁钱半，藿梗三钱，生苡仁六钱，半夏四钱，杏仁泥六钱，小枳实钱半，黄芩二钱。水八碗，煮三茶碗，渣再煮半碗，分四次服，日三夜一，二帖。

二十日　伏暑必挟火与湿，不能单顾一边。至服药后反觉不快，乃体虚久病，不任开泄之故。渴思凉者火也，得水则停者湿也。生石膏六钱，半夏三钱，杏仁泥六钱，炒知母钱半，蔻仁一钱，黄芩一钱。煮三杯，三次服，二帖。

二十二日　去蔻仁加：通草钱半，石膏四钱，滑石四钱，知母五分，藿梗三钱。

二十七日　饮居右胁，不得卧，格拒心火，不得下通于肾，故嗌干。杏仁粉三钱，苏子三钱（去油），小枳实三钱，香附三钱，广皮二钱，旋复花三钱，半夏五钱，茯苓皮三钱，藿梗三钱。

十月初二日　小便不通，于前方内加：滑石三钱，通草钱半，生苡仁三钱。前后共九帖。

初六日　小便已通。于前方内去：滑石、通草、苡仁，服三帖。

——《吴鞠通医案·卷一·伏暑》

按语： 本案"夏伤于湿"，且"六脉俱弦、木旺克土，脾土受克则泄泻，胃土受克则不食欲呕，前曾腹胀、现下胸痞，舌白滑"。诸多征象表明此案寒湿为病。但是"脉反数"为何？曰"思凉思酸"，肝郁思酸，湿邪蕴热则见脉数而思凉。吴鞠通认为当以祛湿为要，湿去则热无所依。因此化湿利湿先行，芳香化气醒脾健运相伴，故用三仁汤加减化裁，祛湿和胃。二十日，吴鞠通恐苦寒燥化伤阴，纯燥湿祛邪，恐药物燥热助热。故吴鞠通以清热解暑兼以化湿。二十二日，去蔻仁，加滑石、通草，去辛温之半夏，清热解暑同时加强祛湿之力。后再以祛湿为主，三仁汤加减化裁，三焦宣通而达，恙自可安矣。

3. 湿温案

王，三十三岁，壬戌四月二十二日。证似温热，但心下两胁俱胀，舌白，渴不多饮，呕恶嗳气，则非温热而从湿温例矣。用生姜泻心汤之苦辛通降法。生姜一两，干姜五钱，茯苓六钱，生薏仁五钱，半夏八钱，黄芩三钱（炒），黄连三钱，生香附五钱。水八碗，煮三茶杯，分三次服。约二时服一次。二煎用水三杯，煎一茶杯，明早服。

二十三日　心下阴霾已退，湿已转阳，应清气分之湿热。连翘五钱，杏泥仁三钱，银花五钱，藿梗三钱，芦根五寸，滑石五钱，熟石膏五钱，黄芩炭三钱，郁金三钱，黄连二钱。水八碗，煎三碗，分三次服。渣再煮一碗服。

二十四日　斑疹已现，气血两燔，用玉女煎合犀角地黄汤法。生石膏两半，牛蒡子六钱，知母四钱，元参八钱，银花一两，薄荷三钱，连翘一两，细生地六钱，犀角三钱，桔梗四钱，黄芩四钱（炒），人中黄一钱。

二十五日　面赤，舌黄大渴，脉沉肢厥，十日不大便，转矢气，谵语，下证也。小承气汤。生大黄八钱，枳实五钱，浓朴四钱。水八碗，煮三碗，先服一碗，约三时得大便，止后服；不便再服第二碗。又大便后，宜护津液，议增液法。麦冬一两（连心），连翘三钱，细生地一两，银花三钱，元参三钱，甘草二钱（炒）。煮三杯，分三次服。能寐不必服。

二十六日　陷下之余邪不清，仍思凉饮，舌黄微，以调胃承气汤小和之。生大黄二钱，元明粉八分，生甘草一钱。

二十七日　昨日虽大解而不爽，脉犹沉而有力，身热不退而微厥，渴甚面赤，犹宜微和之，但恐犯数下之戒，议增液承气，合玉女煎法。生石膏八钱，知母四钱，黄芩三钱，生大黄三钱（另煎，分为三份，每次冲一分服）。

煮成三碗，分三次服。若大便稀而不结不黑，后服勿冲大黄。

二十八日　大便虽不甚爽，今日脉浮不可下，渴思凉饮，气分热也；口中味甘，脾热甚也。议用气血两燔例之玉女煎，加苦药以清脾瘅。生石膏三两，黄连三钱，元参六钱，麦冬一两，细生地一两，知母三钱，黄芩六钱。煮四碗，分四次服。得凉汗，止后服，不渴，止后服。

二十九日　大用辛凉，微合苦寒，斑疹续出如许，身热退其大半，不得再用辛凉重剂，议甘寒合化阴气加辛凉，以清斑疹。连翘三钱，元参四钱，细生地五钱，银花三钱，黄芩三钱，花粉三钱，黄连二钱，薄荷一钱，麦冬五钱，犀角三钱。煮三碗，三次服。渣再煮一碗服。大热虽减，余焰尚存，口干弄舌，面光赤色未除，犹宜甘寒苦寒合法。连翘三钱，细生地六钱，黄芩三钱，丹皮三钱，元参四钱，黄连二钱，麦冬五钱，银花三钱。水八碗，煮三碗，分三次服。

初二日　于前方内加：犀角二钱，知母钱半。

初三日　邪少虚多，宜用复脉去桂、枣，以其人本系酒客，再去甘草之重甘，加二甲、丹皮、黄芩。此甘润化液，复微苦化阴，又苦甘咸寒法。

初四日　尚有余邪未尽，以甘苦合化入阴搜邪法。元参二两，黄芩二钱，麦冬八钱，知母二钱，细生地六钱，生鳖甲八钱，银花三钱，丹皮五钱，连翘三钱，青蒿一钱。头煎三茶碗，二煎一茶碗，分四次服。

——《吴鞠通医案·卷一·湿温》

按语：本案为湿温案。湿温是长夏季节多见的热性病。因感受时令湿热之邪与体内肠胃之湿交阻，湿邪蕴结不化而发病。见"心下两胁俱胀，舌白，渴不多饮，呕恶嗳气"，辨证属于湿温，为湿困中阳，中焦升降失司，故用生姜泻心汤之苦辛通降法。先降胃气，脾阳不振，则升之无力，故佐温脾助阳之味，脾阳充则升化有机。生姜、干姜并用，生姜温阳速而不久，干姜温阳缓而能久，两者并用，互补不足也。后气血两燔，有湿热在气入血之候，气分之热未解，营血症状相随。与玉女煎，加苦药清热燥湿。发斑疹，与甘寒化阴气加辛凉制剂，以清斑疹。后期，邪少虚多，余邪未尽，治疗甘润化液，复微苦化阴，又苦甘咸寒法，以养阴合清营血之味，复脉汤及青蒿鳖甲汤加减。

4. 中燥

乙酉（1825）四月十九日，傅，五十七岁。感受燥金之气，腹痛仍然，舌苔白滑，肉色刮白。宜急温之，兼于行太阴之湿。云苓块五钱，吴萸二钱，川椒炭三钱，姜半夏五钱，良姜二钱，益智仁二钱，生苡仁五钱，广皮三钱，公丁香一钱。煮三杯，分三次服。服二帖。

二十二日　背仍痛，于原方加良姜一钱，吴萸二钱，桂枝五钱。再服四帖。

二十七日　已效，阴气未退，再服三帖，分四日服完。

五月初三日　已服三帖，痛减，呕与泄泻俱止，减川椒、吴萸、良姜之半，又服六帖。

十三日　阴未化，阳自不复，且心下坚大如盘，脉如故，再服。

——《吴鞠通医案·卷一·中燥》

按语：此案为"中燥"之"凉燥"案。中燥也就是中燥邪，即燥邪袭人致病，"中燥"之名为吴鞠通始创。吴鞠通在 1813 年初刊问心堂《温病条辨·秋燥门》中仅有温燥内容，并无凉燥证治方药。1821 年后，吴鞠通多次经历燥疫流行，始对凉燥有较深认识，并创"霹雳散"救治凉燥疫证，遂补著"补秋燥胜气论"一篇，附于《温病条辨》中。"燥"分温燥、凉燥二种，燥也有寒化、热化之变。"中燥"之证，绝非"秋燥"而四时皆可中燥邪。此案发病为乙酉之时，乙为阴木，酉为燥金，上半年为燥金司天，四月初夏太阴湿土行令，感燥金之气、脾土受之、舌苔白滑，当为感受凉燥。故治从温论治，药用温中散寒、健脾利湿之品。

5. 冬温案

张，六十八岁，甲子十一月二十五日。舌黄，口渴，头不痛而恶寒，面赤，目赤，脉洪热甚，形似伤寒，实乃冬温夹痰饮，与伏暑一类。连翘六钱，桔梗八钱，杏仁六钱，荆芥穗五钱，银花六钱，甘草三钱，半夏八钱，广皮三钱，郁金三钱，通草三钱，藿梗七钱。共为粗末，分七包，一时许服一包，芦根汤煎。

二十六日　前方内减荆芥穗、通草。

二十七日　余热未清。连翘三钱，杏仁三钱，知母二钱（炒），桔梗三钱，薄荷一钱，小生地三钱，黄芩钱半，甘草一钱，银花二钱。水五杯，煮两杯，二次服。二帖。

二十九日　温病渴甚，热甚，面赤甚，脉洪甚。杏仁五钱，生甘草三钱，半夏四钱，银花五钱，石膏八钱，连翘六钱，郁金二钱，荆芥穗三钱，薄荷三钱，桔梗五钱。

三十日　温病最忌食复，况年老气血已衰，再复则难治矣口渴甚，痰多，胁痛，前方加：香附一钱。煮三杯，分三次服。二帖。

初一日　大势已退，余热尚存，仍须清淡数日，无使食复。细生地五钱，麦冬五钱，连翘三钱，银花三钱，丹皮二钱，甘草二钱，元参二钱，黄芩钱半。头煎二杯，二煎一杯，分三次服。

初二日　脉洪滑，于前方内加：半夏三钱。

——《吴鞠通医案·卷一·冬温》

按语：此案为冬温夹痰饮案。故治以疏风清热、祛湿化痰。经治后表邪渐去，余热未清，故予连翘、生地、黄芩、银花滋阴清热解毒治疗。因其年事已高，故败其温热之急，复诊药量大减。表渐解，里热未退，故渴甚饮水自救，治宜表里兼顾。后期清谈饮食，以防食复。

6. 风温案

三月初六日，王。风温，脉浮数，邪在上焦。胸痞微痛，秽浊上干清阳。医者误认为痰饮阴邪之干清阳，而用薤白汤。又有误认伤寒少阳经之胁痛，而以小柴胡治之者。逆理已甚，无怪乎谵语烦躁，而胸痞仍不解也。议辛凉治温以退热，芳香逐秽独以止痛。连翘三钱，知母钱半，藿香梗二钱，银花三钱，苦桔梗二钱，牛蒡子二钱，人中黄一钱，薄荷八分，石膏五钱，广郁金钱半。牛黄清心丸一丸，日三服。

初七日　风温误汗，昨用芳香逐秽，虽见小效，究未能解。今日脉沉数，乃上行极而下也，渴甚。议气血两燔之玉女煎法，合银翘散加黄连。夜间如有谵语，仍服牛黄丸。生石膏八钱，连翘四钱，知母四钱，生甘草二钱，丹皮五钱，真川连钱半，银花六钱，细生地六钱，连心麦冬六钱。煮取三碗，分三次服。

初八日　大势已解，余焰尚存，今日脉浮，邪气还表。连翘二钱，麦冬五钱，银花六钱，白芍钱半，丹皮二钱，炒知母一钱，黄芩炭八分，细生地三钱，生甘草一钱。今晚一帖，明早一帖。

初九日　脉沉数有力，邪气入里，舌老黄微黑，可下之。然非正阳明实证大满、大痞可比，用增液足矣。元参两半，麦冬一两，细生地一两。煮成三碗，分三次服完。如大便不快，再作服，快利停服。

初十日　昨服增液，黑粪已下。舌中黑边黄，口渴，面赤，脉浮，下行极而上也。自觉饥甚，阳明热也。仍用玉女煎加知母，善攻病者，随其所在而逐之。生石膏八钱，细生地五钱，生甘草三钱，生知母六钱，麦冬六钱，白粳米一撮。断不可食粥，食粥则患不可言。

十一日　邪少虚多，用复脉法，二甲复脉汤。

——《吴鞠通医案·卷一·风温》

按语：本案为风温兼胸痞误治，导致谵语烦躁之证。用辛凉清心、芳香化浊之法。方用银翘散去竹叶、甘草、荆芥、淡豆豉，加石膏、知母、郁金。增强了清热解毒行气化瘀之功。加服牛黄清心丸镇静安神、豁痰开窍。初七日，再诊，已见小效。其脉沉数，此温病误汗太过而伤阴，病邪由表入里，故见渴甚。以气血两燔之玉女煎法，辛凉合甘寒法。吴鞠通前日予石膏、知母，已示火热入里，且有两燔之势。今又明确白虎变化之方——玉女煎，合银翘，更佐黄连、丹皮，以解中焦湿热之邪、慎防入血之传变。初八日，余焰尚存、邪气还表，去石膏、黄连苦寒之品，加白芍、黄芩清上焦热、养血柔肝。后邪气入里，增液汤通腑。疾病后期阴阳两伤，需阳中求阴，用复脉汤、二甲复脉汤加减育阴潜阳，调理阴阳平衡。热邪易耗气伤阴，病程中始终围绕清热滋阴组方，攻补兼施，也可防痉厥之变。在《温病条辨》中明确提出，"但觉手指掣动，即当防其痉厥，不必俟其至厥而后治也，故以复脉育阴，加入介贝潜阳，使阴阳交纽，庶厥可不作也。"

7. 温疫案

长氏，二十二岁。温热发疹，系木火有余之证，焉有可用足三阳经之羌防柴葛，诛伐无过之理，举世不知，其如人命何？议辛凉达表，非直攻表也；芳香透络。非香燥也。连翘六钱，银花八钱，薄荷三钱，桔梗五钱，元参六钱，生草二钱，牛蒡子五钱，黄芩三钱，桑叶三钱，为粗末，分六包，一时许服一包，芦根汤煎。

初五日　温毒脉象模糊，舌黄喉痹，胸闷渴甚。议时时轻扬，勿令邪聚方妙。银花一两，薄荷三钱，元参一两，射干三钱，人中黄三钱，黄连三钱，牛蒡子一两，黄芩三钱，桔梗一两，生石膏一两，郁金三钱，杏仁五钱，马勃三钱。共为粗末，分十二包，约一时服一包，芦根汤煎。

初六日　舌苔老黄，舌肉甚绛，脉沉壮热，夜间谵语，烦躁面赤，口干唇燥，喜凉饮。议急下以存津液法，用大承气减枳、朴辛药，加增液润法。生大黄八钱，元明粉四钱，浓朴三钱，枳实三钱，元参三钱，麦冬五钱，细生地五钱。煮三杯，先服一杯，得快便止后服，不便或不快，进第二杯，约三时不便，进第三杯。

初七日　其势已杀，其焰未平，下后护阴为主，用甘苦化阴。细生地八钱，黄芩二钱，元参三钱，生草一钱，丹皮五钱，麦冬六钱，黄连钱半。煮三杯，分三次服。渣煮一杯，明早服。

初八日　脉浮邪气还表，下行极而上也。即于前方内加：连翘三钱，银花三钱，去黄连。

初九日　脉仍数，余焰未息，口仍微渴，少用玉女煎法，两解气血伏热。细生地、生甘草、麦冬、连翘、元参、银花、生石膏、知母。各等分，服法如前。

初十日　脉沉微数，自觉心中躁，腹中不爽，舌上老黄苔，二日不大便，议小承气汤微和之。生大黄三钱，浓朴三钱，枳实二钱。水五杯，煮二杯，先服一杯，得利止后服，不快再服。

——《吴鞠通医案·卷一·温疫》

按语：此案为温热发疹。温热发疹为湿邪热邪，炽盛走表、动血伤络，宜清热解毒，辛凉透达即可。前医不识温热发疹，误用羌、防、柴、葛辛温解表，已铸大错，势必"汗过阴亏"。吴鞠通予辛凉达表、芳香透络，实为清热解毒，养阴芳透，方用银翘散。又见"舌黄喉痹，胸闷渴甚"，加射干、马勃清热解毒、祛痰利咽，人中黄、生石膏清热凉血解毒，郁金清心凉血，杏仁润肺止咳。症见"舌苔老黄，舌肉甚绛，脉沉壮热，夜间谵语，烦躁面赤，口干唇燥，喜凉饮"。予以"急下存阴法"，方用大承气减枳朴。势已退，阴宜养，用增液汤加二黄加丹皮、甘草，苦甘微寒，清热养阴。"下后护阴为主，用甘苦化阴"，后期用玉女煎，解气血两燔之证。

8. 温毒案

王氏，二十三岁，甲子五月十一日。温毒颊肿，脉伏而象模糊，此谓阳证阴脉耳，面目前后俱肿，其人本有瘰，头痛身痛，谵语肢厥，势甚凶危，议普济消毒饮法。连翘一两二钱，牛蒡子八钱，银花两半，荆芥穗四钱，桔梗八钱，薄荷三钱，人中黄四钱，马勃五钱，元参八钱，板蓝根三钱。共为粗末，分十二包，一时许服一包，芦根汤煎服，肿处敷水仙膏，用水仙花根去芦，捣烂敷之，中留一小口，干则随换，出毒后，敷三黄二香散。三黄二香散：黄连一两，黄柏一两，生大黄一两，乳香五钱，没药五钱。上为极细末，初用细茶汁调敷，干则易之，继用香油调敷。

十二日　脉促，即于前方内加：生石膏三两，知母八钱。

十三日　即于前方内加：犀角八钱，黄连三钱，黄芩六钱。

十四日　于前方内加：大黄五钱。

十五日　于前方内去大黄，再加：生石膏一两。

十六日　于前方内加金汁半茶杯，分次冲入药内服。

十八日　脉出，身壮热，邪机向外也。然其势必凶，当静以镇之，勿事荒张，稍有谵语，即服：牛黄清心丸一二丸。其汤药仍用前方。

二十日　肿消热退，脉亦静，用复脉汤七帖，全愈

——《吴鞠通医案·卷一·温毒》

按语：此案为温毒案。风温病毒从口鼻而入，上攻头面，壅阻少阳经

络，郁而不散结于腮颊所致。本案患者已见谵语、肢厥，可见温毒内窜心、肝，甚凶危，予普济消毒饮重量给药。风热宜疏散；疫毒宜清解，病位在上宜因势利导。故法当解毒散邪兼以清热，用普济消毒饮治之，外用水仙膏外敷。毒出后，敷三黄二香散。黄连、黄柏、生大黄泻火解毒；乳香、没药活血散瘀，消肿止痛。

吴鞠通

临证经验

一、内科杂病诊疗经验

（一）内科杂病诊疗特点

吴鞠通不仅精通温病，而且博通诸科，对内科杂病的辨治也颇具特色，融三焦辨证于杂病辨治之中，补前人理论、治法之未备，为中医内科杂病临床开辟了更为广阔的道路。

首先，吴鞠通十分重视心理及精神治疗，注意精神情志对疾病和疗效的影响，他认为"无情草木，不能治有形之病，必得开其愚蒙，使情志畅遂，方可冀见效于万一"。故用药同时，多与言语开导及他法相结合。由于吴鞠通善于心理治疗与药物治疗相配合，故其一生治病，尤其是治疗所谓的难治之人、难治之病，每见奇效。第二，吴鞠通认为治病首先以调护胃气为要，胃为水谷之海，气血生化之源，五脏六腑、四肢百骸，皆禀气于胃。有胃气则生，无胃气则死。故在治疗过程中，无论虚实补泻，均须顾护胃气，不可令伤。第三，吴鞠通认为，内伤虚损之证，既有阳虚，也有阴虚，临证必须详加辨察，合理施治。他见当时治疗虚损盛行补阴之风，便著论多篇，力驳阳常有余、阴常不足之说，痛斥世医概以地黄丸之类补虚之误。吴鞠通还强调，治内伤虚损之证，也"必究上、中、下三焦，所损何处"，从而确定相应的补益用药大法。第四，吴鞠通认为脏腑功能有藏泻之殊，补益需有守有通，不可悉以黄芪、地黄等药为补。指出"补五脏、补以守，补六腑、补以通；补经络、筋经，亦补以通也；补九窍，亦补以通。《周礼》谓滑以养窍是也；补肌肉则有守有通。"吴鞠通还根据脏腑体用不同，提出了补脏腑体用的用药规律。由此可见，吴鞠通不仅是一代温病大师，更是治疗内伤病的大家，其论治内伤病于三焦辨证之中，详略得当、观点鲜明、特色突出，对后世内科杂病的诊治具有重要的指导价值。

1. 中风

中医学对中风的认识，金元以前多以外风立论，金元以后提出内风理论。吴鞠通融各家经验之所长，参以临证经验，从虚实两方面辨治中风。既重视六淫邪气，又注重正气亏虚，从虚实两方面辨治中风。实证包括风中经络，可祛风通痹；痰热肝郁，可通宣疏解。虚证为水不涵木，可滋肾养肝，在治病过程中又强调痰湿之因。

吴鞠通论中风实证时指出："若真中风之证，外形必拘挛，六淫之邪，无不可中。古以中风名者，六淫之邪，非风无以得入，盖风为百病之长也。讲六气不透彻，断不能识中风也。"还指出："若拘挛之实证，除中脏不治外，当察其所感何气，所中何经，分别治之。"对伏暑夹痰饮、肝郁复加中风者，以治新感为急，药用银翘散、桑菊饮，头痛、畏寒渐消，外邪已去，转通宣三焦法，行气化饮。通宣三焦，既可宣发肺气以开水源，燥湿化浊以复脾运，淡渗利湿以通水道，使气机宣畅，湿去热清；又可防温热邪气传变，内外兼治。风湿内中者，如《吴鞠通医案·中风》之哈氏案，风湿之邪痹阻头面经络，见口歪；风湿阻于肢体经络，见臂不举；湿性趋于下，见腿肿；邪困脾，则见口渴；胃不开，湿蕴日久化热，则脉洪数。吴鞠通治以辛凉清热，兼开水道，木防己汤加减。方中石膏用量最大，为清阳明胃腑实热之圣药。对中风夹痰饮之实证者，前医误以腻药补阴，致痰浊痹阻隧道。吴鞠通先以宣开肺闭为急，以通调水道，继以化痰利湿；又以针法祛络中有形之痰，阻滞得除，则气血畅行。对于中风之虚证，吴鞠通曰："类中者，《灵枢》谓之痱中，本实先拔之症，外形必缓纵……再见内风掀动之象，乃肾虚无以养肝，孤阳独上，有乙癸同源治法。土虚肝侮，亦有内风掀动之象。盖土之与木也，一胜则一负，有实土制风法，建金制木法。"这里的"本实先拨"，指人体元气先已衰竭，属纯虚之证。吴鞠通治疗"类中"，重视肝木之因，承袭叶天士"阳化内风"说。在《吴鞠通医案·肝风》黄氏案中，明确指出此证的病因是阴精的亏虚，采用滋水涵木法。而中风若出现舌謇失语的喑痱证时，吴鞠通则认为"肝为刚脏，非柔润不能调和也"。其遵叶天士"缓肝之急以息风，滋肾之液以驱热"的方法，常以柔肝法治疗痱中。综上所述，吴鞠通治疗中风实证以通络祛风、化痰除湿为要，或针药并用，虚证以平肝息风为主；或滋水涵木，或柔肝缓急。临证首辨虚实，重视内伤之因。

2. 痹证

吴鞠通诊治痹证，学术特点鲜明，继承前贤并有所创新，尤其对湿热痹的诊治有其独到之处。吴鞠通认为，痹有寒、热两类，不能只见寒痹而不顾热痹。《温病条辨·中焦篇》第六十五条自注说："《经》谓风寒湿三者合而为痹，《金匮》谓经热则痹，盖《金匮》诚补《内经》之不足。痹之因于寒者固多，痹之兼乎热者亦复不少。"外感湿热之邪，或寒湿痹久化热，表现为发热和关节红肿热痛而致"热痹"或"湿热痹"，主要病机为"湿聚热蒸，蕴于经络"，证候可见"寒战热炽，骨骱烦疼，舌色灰滞，面目萎黄"，病名"湿痹"。在《吴鞠通医案》中，有"腰痛肢痛，一身尽痛"，兼见渴思凉饮，小便黄、茎中痛、面赤舌绛、脉洪大而滑等湿热证候。吴鞠通自注："舌灰目黄，知其为湿中生热；寒战热炽，知其在经络；骨骱疼痛，知其为痹证。"从病机及证候要点看，湿痹与热痹、湿热痹类似。故《温病条辨》载"痹证有周、行、著之分，其原有风、寒、湿、热之异……寒湿固有，热湿尤多，误用辛温，其害立见。"吴鞠通关于痹证"痹有寒热，热湿尤多"的思想，可谓独具一格。在吴鞠通之前，痹证的辨治多从《素问·痹论》，认为痹证的病因在于外感风寒湿邪，内有五脏虚损，营卫不和。《内经》之后，各家都秉承经论，从感受风寒湿邪气的角度认识痹证，治疗上注重祛风散寒、除湿、补益五脏、调和营卫。此外，因受到明清时期补火派学术思想的影响，时医治疗痹证常常在祛风散寒除湿的同时，参入温补肾阳以及滋阴填精的药物，滥用补药之风盛行。虽然也有医家认识到湿热致痹，如张仲景、孙思邈、朱丹溪等，但是都没有非常深入的论述，未能形成系统的诊治理论。吴鞠通在总结前人经验的基础上，系统阐述了湿热致痹的观点，提出了"痹之因于寒者固多，痹之兼乎热者亦复不少"的论断，吴鞠通关于痹证"痹有寒热，热湿尤多"的思想独具特色。《吴鞠通医案》中共载有 18 例痹证案，其中热痹、暑湿痹，或兼夹伏湿、痰饮，寒湿痹化热，或用石膏等清热药治疗者有 11 例。

对于痹证的治疗，吴鞠通认为"大抵不越寒热两条，虚实异治。寒痹势重而治反易，热痹势缓而治反难"，强调寒、热、虚、实的辨证思想。吴鞠通治疗湿热之证，注重先去其湿，以宣上、畅中、渗下之法相互配合，分消湿邪，使湿去而热不独存。尤其注重宣肺化气，使气行则水行，气化则湿热俱化。盖湿为阴邪，重浊黏腻，易阻遏气机；而肺主一身之气，为水之上源，"痹证总以宣气为主，郁则痹，宣则通也"，此即"肺气宣则一身之气机通达，三焦通畅，气化得行而湿邪自去"。宣通气机，促进气血运行和经络通畅是治本之道。在诸多治痹方中，吴鞠通都以杏仁开肺气之先，甚至提出了"治痹独取太阴"的学术思想。如治湿痹的宣痹汤，以杏仁开肺气之先，防己去经络之湿，连翘清气分之湿热，共为君药。治暑湿痹之加减木防己汤，其中的很多药物，如桂枝、石膏等都可以加减使用，而杏仁则为必要之品。另有杏仁薏苡仁汤，与上二方比较，所主之证虽偏于寒湿；但众多的散寒祛湿通络药中，仍加宣气之杏仁。吴鞠通将宣肺之法贯穿于治痹的始终，意在宣畅气机，利湿通络。使湿走热泄，痹病自已，这又是其治痹、尤其是治疗湿邪留滞关节经络为湿热困阻之痹的一大特点。

同时，湿性下趋，还必须先"开支河"，使邪有出路。吴鞠通常用滑石、薏苡仁等淡渗利湿，通利下焦。对热痹、湿热痹的治疗，吴鞠通多用苦辛凉淡渗通利之品，如防己、滑石等，并创制加减木防己汤、宣痹汤等名方。所创宣痹汤即以防己急走经络之湿，连翘清气分之湿热，赤小豆清血分之湿热，滑石利窍而清热中之湿，山栀肃肺而泻湿中之热，薏苡仁淡渗而主挛痹。此外，吴鞠通治疗湿热痹，石膏往往重用。吴鞠通在治疗湿热痹时，强调痹证的病位在手太阴肺这一病机，在治疗上常重用石膏，以清手太阴肺经之热。石膏性味辛甘大寒，功效清热泻火、除烦止渴，能够清肺胃两经之热。《疫疹一得》中说："石膏性寒，大清胃热；性淡气薄，能解肌热；体沉性降，能泄实热。"吴鞠通使用石膏时，是常用药量的四至五倍，在热邪较盛，热势较重时甚至更多。《医医病书·用药分量论》中，吴鞠通指出："用药分量，有宜多者，少则不效。如暑、痹症、痰饮、脉洪者，用石膏每至数斤、数十斤之多，是其常也。"

吴鞠通治痹注重分清标本缓急，急则治标，缓则治本，提出治疗痹证当慎用补益的学术思想。在选药上反对滥用补药，往往待病情稳定之后方补益正气。如他在《医医病书·痿痹论》中说："近医之病，见痿痹皆云血虚，悉从朱丹溪之说，用六味等阴柔，恣意补阴。"指出了时医滥用补益药的弊端。对于久病他还注重辨别是否夹痰夹瘀，这些经验都值得借鉴。

3. 痢疾

吴鞠通对痢疾的诊治，在继承张仲景及诸医家经验基础上，详细论述痢疾的病因病机及预后并加以补充。在病因病机上，吴鞠通曰："湿热内蕴，夹杂饮食停滞，气不得运，血不得行，遂成滞下，俗名痢疾，古称重证。"认为痢疾是湿热内蕴，夹杂食滞，气血不行所致。在痢疾的治疗上，吴鞠通除应用前人所述解表、清里、温中、利湿、固涩等法外，还提出了一些自己的见解。

首先，吴鞠通认为，痢疾初起挟表，当用逆流挽舟法。如《温病条辨》第二卷八十八条曰："暑湿风寒杂感，寒热迭作，表证正盛，里证复急，腹不和而滞下者，活人败毒散主之。"本条适用于痢疾初起，发热恶寒，头身重痛等有表证者，治当采用陷者举之之法，以鼓舞正气，驱邪外达。吴鞠通用活人败毒散，扶正祛邪，使下陷之中气举之向上，此即谓喻嘉言之"逆流挽舟"法。此条治法充分体现了《温病条辨》在治痢方面所蕴含的既病防变、防治结合的思想。

第二，寒热互见，温清并施。对于久痢木犯阳明而至肝胃不和，出现寒热错杂、虚实互见之证，《温病条辨》师法张仲景，选用乌梅丸。如第三卷七十二条："久痢伤及厥阴，上犯阳明，气上撞心，饥不欲食，干呕腹痛，乌梅丸主之。"方用细辛、干姜、桂枝、附子及川椒温里祛寒；黄连、黄柏清热燥湿；人参、当归补益气血；乌梅酸甘敛阴。全方温清并施，扶正祛邪。

第三，痢久伤及下焦，脾肾同调。吴鞠通认为，久痢的病机是邪留正伤，正虚邪实，久痢的病位主要在脾肾，病性以寒湿为主，兼有湿热。因此，对久痢的治疗，或温脾，或温肾，或阴阳两补，或燥湿，或固肠，或兼清利湿热。温脾，可用加味参苓白术散，兼清热燥湿者用乌梅丸；温肾，可用参茸汤、三神丸；温脾温肾，用双补汤；阴阳两补，用加减理阴煎、参芍汤、肉苁蓉汤；补阴，用人参乌梅丸；固肠，用桃花汤、地黄禹余粮汤。久痢患者，如确属正尚未大虚，"饮食不减"者，亦可间以利湿、清热为主进行治疗。

第四，噤口痢，根据湿热偏重，虚实多少，治法及方药各异。噤口痢实证偏于热重者，白头翁汤主之；噤口痢实证偏于湿热太重者，泻心汤主之；噤口痢邪少虚多，中焦虚弱者，补益中焦，四君子汤主之；噤口痢邪少虚多，中焦及下，胃肾俱败者，肉苁蓉汤主之。

在预后判断方面，吴鞠通补充了具体经验。其总结说："初起腹痛胀者易治；日久不痛并不胀者难治。脉小弱者易治，脉实大数者难治。老年久衰，实大小弱并难治，脉调和者易治。日数十行者易治，一二行或有或无者难治。面色、便色鲜明者易治，秽暗者难治。噤口痢属实者尚可治，属虚者难治。先滞（俗所谓痢疾）后利（俗谓之泄泻）者易治，先利后滞者难治。先滞后疟者易治，先疟后滞者难治。本年新受者易治，上年伏暑、酒客积热、老年阳虚积湿者难治。季胁少腹无动气疝瘕者易治，有者难治。"吴鞠通在条文中总结了十种易治与难治情况，提示后学治痢要结合病邪的轻重浅深、正气的强弱、年龄老幼、新病及宿疾等方面综合分析，才能得出正确的判断。

4.疟疾

吴鞠通论治疟病的内容，散见于上、中、下三焦各篇。

首先，《温病条辨·上焦篇》"温疟门"五十至五十三条，论述了温疟、瘅疟、肺疟、心疟的证治，分别用白虎加桂枝汤、五汁饮、杏仁汤、加减银翘散主治。

其次，《温病条辨·中焦篇·湿温门》七十四至八十五条，详细分析了湿热疟及疟邪损伤正气的证候及治方。他认为，疟家湿疟，忌用发散，苍术白虎汤加草果主之。疟伤胃阳，胸中痞结者，用草果知母汤、加减人参泻心汤等。疟伤胃阴，津液不复者，用麦冬麻仁汤。脾疟，即表现为寒起四肢、腹满、腹泻、呕逆为主者，用露姜饮，或加味露姜饮；夹热者，用黄连白芍汤；湿重者，名湿疟，用厚朴草果汤。正疟，即少阳疟。其偏寒重者，用小柴胡汤加减。吴鞠通在自注中指出"脉弦迟则寒更重矣，《金匮要略》谓脉弦迟者，当温之"，故于小柴胡汤内加干姜、陈皮温中，"且能由中外达，使中阳得伸，逐邪外出"；其偏热重者，用青蒿鳖甲汤。疟疾久治不愈，多与中气不足有关，用补中益气汤扶正，助正达邪。

第三，《温病条辨·下焦篇·湿温门》五十八至六十二条，论及太阴三疟、少阴三疟、厥阴三疟、疟母证治。分别以温脾汤、扶阳汤、减味乌梅丸、鳖甲煎丸治之。同时明确指出疟久不解，胁下有块者，即属久疟。久疟的病机主要是"邪留正伤"。"胁下成块"的病机，是"疟邪久扰，正气必虚，清阳失转运之机，浊阴生窃据之渐，气闭则痰凝血滞，而块势成矣。胁下乃少阳厥阴所过之地，按少阳、厥阴为枢，疟不离乎肝胆，久扰则脏腑皆困，转枢失职，故结成积块，居于所部之分"。因此，疟母应定位在肝胆，性质属正虚而气滞血瘀痰凝。

由此可见，疟疾从邪气性质来看有湿重与热重之分，从病变部位来看有上、中、下三焦之别，从邪正关系来看有邪实与正虚之异。吴鞠通在书中告知后学，"本论列疟病，寥寥数则，略备大纲，不能遍载。然于此数条反复对勘，彼此互印，再从《上焦篇》究来路，《下焦篇》阅归路，其规矩准绳，亦可知其大略矣。""从《上焦篇》究来路，《下焦篇》阅归路"，正体现了温病"始上焦，终下焦"的传变规律。

5. 痉病

在温病学形成之前，对痉病尚未有过系统完整的论述。《温病条辨》中对痉病的辨治颇具心得，不仅在三焦篇里论述了许多温热病中出现痉病的证治，而且在《温病条辨·解儿难》中还列有"痉因质疑""湿痉或问""痉有寒热虚实四大纲论""小儿痉病瘛病九大纲论""小儿易痉总论""痉病瘛病总论"等，对痉病的成因、种类、证治要点等，都有较全面而系统的论述。

《内经》言"风胜则动""风者，善行而数变"，说明善动多变是"风"的特点。吴鞠通正是根据古训，提出"痉病属风"的理论。在《温病条辨·解儿难》指出"诸痉项强，皆属于风"。言诸痉项强，皆属于风者，因其所见之证，"皆风木刚强屈拗之象"，其病因病机总与"风"字有关。正如吴鞠通所说："以卒得痉病而论，风为百病之长，六淫之邪皆因风而入。以久病百病之长，六淫之邪皆因风而入。以久病致痉而论，其强直背反瘛疭之状，皆肝风内动为之也。似'风'之一字，可以包得诸痉。"认为风为痉病之成因。但吴鞠通所谓风可包括诸痉者，是就其总病机而言，若细究致痉之因，则并不限于风邪而论。他认为凡外感六淫，内伤饮食，病中失治误治，久病气阴耗损，胎前产后失血，小儿跌仆惊吓，过暖汗出伤阴等因素均可致痉。尤其对小儿易痉之理，论述精详。

吴鞠通把痉病的辨证，列为寒热虚实四纲。吴鞠通说："六淫致病，实证也。产妇亡血，病久致痉、风家误下、温病误汗、疮家发汗，虚痉也。风寒、风湿致痉者，寒证也。风湿、风热、风暑、燥火致痉者，热痉也。"关于痉病的分类，吴鞠通在《温病条辨·解儿难》中，把痉分为九种，即寒痉、风温痉、温热痉、暑痉、燥痉、湿痉、内伤饮食痉、客忤痉和本脏自病痉九种。吴鞠通认为：痉虽有九种，分证繁多，但就其性质而论，总不离寒、热、虚、实四纲。其曰："六淫致痉，实证也；产妇亡血，病久致痉，风家误下，温病误汗，疮家发汗者，虚痉也。风寒、风湿致痉者，暴证也；风温、风热、风暑、燥火致痉者，热痉也。俗称慢脾风者，虚寒痉也；本脏自病痉者，虚热痉也。"

关于痉病的治则，吴鞠通认为，虚寒之痉以温补为主，虚热之痉以滋阴为要。痉之成因不一，证情复杂多变，故治疗并无固定之法，更无固定之方，全在临证者随机应变，灵活运用，但治病务须求本。吴鞠通根据"急则治其标，缓则治其本"的原则，指出凡遇痉病，"只治致痉之因，而痉自止，不必沾沾但于痉中求之。若执痉以求痉，吾不知痉为何物"。故其所列治法方药，虽非专为痉病而设，然诸痉无不在其治中。六淫致痉祛邪为先，邪去正安，则痉可自止。祛邪之法须据邪之性质和病变部位而立。如据风寒、风热、暑湿等，分别选用桂枝汤、葛根汤、杏苏散、银翘散、新加香薷饮、三仁汤之类加减；若六气化火，深入气分，宜清气泄热为主，酌情选用白虎、承气之类；若神昏谵语，热入心包，则可选用"三宝"以息风。虚寒致痉，温补为先。证属内伤，可选用参苓白术、六君、补中益气、理中之类。虚热致痉，滋阴为要。证属肝肾阴虚，可选用六味、加减复脉、大小定风珠之类。此外，吴鞠通还针对前人把痉病、瘛病混为一谈的情况，从病因、病机、症状表现等方面加以鉴别。

6. 虚劳

吴鞠通认为，虚劳的病机当以阳虚为本。其所著《医医病书·虚劳论》中指出："虚劳一症，今人概用补阴，惑于'阳常有余，阴常不足'之论……愚按虚劳一症，阳虚者多，阴虚者少。"吴鞠通从人体生理角度分析了虚劳多为阳虚的原因："一则人本附地而生，阴自有余；二则人为倮虫（身上无羽毛、鳞甲的动物），属土，赖火而生，阴多阳少。凡动作行为皆伤中阳与卫阳也。"（《医医病书·虚劳论》）还观察当时治疗虚劳盛行补阴之风。"今人恣用补阴。爱用寒凉，伤阳者益甚矣。"从而导致阳虚病情进一步加剧。

吴鞠通治疗虚劳师法张仲景。认为："从来最善补虚者，莫如仲景。"提倡治疗虚劳当先，调理脾胃、甘温补中，重视调养胃气。《金匮要略·血痹虚劳病脉证并治》曰："脉弦而大，弦则为减，大则为芤，减则为寒，芤则为虚，虚寒相搏，此名为革，妇人则半产漏下，男子则亡血失精。诸虚不足。小建中汤主之。"又曰："虚劳里急，诸不足，黄芪建中汤主之。"虚劳证因失精亡血，多以虚寒为主，而虚寒者又以阳虚者居多。阳虚则影响气血运行失于推动，阴津化生失于温煦，久则脏腑亏损，气血阴阳不足，出现体弱、失眠、遗精滑精、腰酸膝软、目眩发落等诸多虚损症候。吴鞠通分析张仲景用小建中汤治疗虚劳的原因说："夫失精、亡血，半产、漏下，阴伤甚矣。仲景何不用冬、地、丹、黄而用建中乎？盖建中以调和营卫为扼要，全以补土为主。药止六味。而甘药居其四。待病者开胃健食，欲其土旺生金，金复生水以生木，木生火，而火又生土，循环无已。其意盖不欲以药补虚。而使之脾胃健旺，以饮食补虚。此君子以人治人之道也。"吴鞠通在《医医病书·无论三因皆以胃气为要》指出："补虚重阳者，谓护胃气而然也。即一切外感之邪，与不内外因之饮食伤，必须调和胃气，多方以调护之，不致有失。"胃为后天之本，人之十二经，都取于胆，听命于心，受养于胃；有胃气则生，无胃气则死；可见胃气之重要。故治之过程中，首要顾护胃气，凡苦寒败胃，滋腻碍胃，皆当慎用，不可久服，此将顾护胃家辨治之道也，表明了他治疗虚劳尤为注意顾护胃气的学术观点。

吴鞠通还分析了建中汤与李东垣补中益气汤的区别："补中益气用处虽多，其中焦虚而下焦实者。犹不害事。若下焦亦虚，祸殊不小。前人畏其有盗肾气之虑。建中妙在虽然补气，而营药实多，桂枝虽走卫，营中之卫药也。不似补中益气之升柴，纯然走卫矣……故建中可久服。补中益气断不可多服也。"指出了补中益气汤的缺陷和建中汤的优点。条分缕析，可谓经验之谈也。

吴鞠通创建的三焦辨证理论，不仅指导温病治疗，也应用于对虚劳等内伤杂病的治疗，很有新意。《医医病书·治内伤须辨明阴阳三焦论》指出："又必究上、中、下三焦所损何处？补上焦以清华空灵为要：补中焦以脾胃之体用。各适其性，使阴阳两不相犯为要；补下焦之阴，以收藏纳缩为要，补下焦之阳，以流动充满为要……补上焦如鉴之空，补中焦如衡之平，补下焦如水之注。"言简意赅地阐明了三焦补益的原则和用药特点。

吴鞠通的虚劳证治，病机以阳虚为本，治疗先振中焦阳气，补益脾胃。使气血生化有本。虚损得助有源，调补脏腑又细分三焦，提出三焦补益用药大法，重视心理治疗，并验证于医案。吴鞠通用三焦辨证理论指导虚劳病的治疗，有别于其他医家，更有创新，丰富了虚劳病的辨证论治理论，显示出其善于创新、精于临证的学术特点。

7. 咳嗽

《素问·咳论》曰："五藏六腑皆令人咳，非独肺也。"自明代张景岳以外感、内伤立论后，咳嗽的证治纲目更加分明。吴鞠通对温病咳嗽的辨治独出心裁，分三焦辨治咳嗽。《温病条辨》上、中、下焦篇，论及咳嗽共计18条。吴鞠通认为，在温病的上、中、下焦不同病变阶段皆可出现咳嗽，咳嗽是温病的症状之一。而处于不同阶段的咳嗽，必然带有其所处阶段的病变特点，因此辨三焦是温病咳嗽辨治的关键。

（1）上焦咳治肺，宜轻宣透达

外感六淫、温热病邪，或痰饮、湿浊留于上焦，客于肺系，宣肃失司，引起咳嗽，病在上焦。吴鞠通认为："太阴风温、温热、温疫、冬温……但热不恶寒而渴者，辛凉平剂银翘散主之。"邪居肺卫，肺为五脏之华盖，非轻不能上达其位。所以，吴鞠通治上焦咳嗽，力主辛凉宣上之法。温为阳邪，太阴为脏属阴，阳邪伤人之阴，则当辛凉。但病有轻重，咳有微甚，不可不辨。如"太阴风温，但咳，身不甚热，微渴者，辛凉轻剂桑菊饮主之"。此较银翘散证病轻而咳重。同时，吴鞠通在《温病条辨·上焦篇》设"补秋燥胜气论"，专述温燥、凉燥之说，燥证始明。燥为秋令，属金，肺亦属金；燥邪伤肺，有温、凉之殊，亦当详辨。秋分以前，炎暑未尽，燥令又行，燥多兼温，"初起必在肺卫，故以桑杏汤清气分之燥"；秋分以后，燥凉司令，故"燥伤本脏，头微痛，恶寒，咳嗽稀痰，鼻塞，脉弦，无汗，杏苏散主之"。由此可见，吴鞠通对上焦咳嗽，力主辛凉宣肺，然对凉燥却不忘辛温。《吴鞠通医案》中载咳嗽25案，上焦咳嗽病案14例。常用：杏仁、生薏仁、半夏、生石膏、甘草、茯苓皮、陈皮、桔梗、冬瓜仁、芦根、桑叶、连翘、鲜苇茎、生姜、桂枝等。这些药物大都气清味薄，辛香入肺，具升降之性，合治上焦如羽，轻巧灵动。

（2）中焦咳脾肺同治，宜调和通降

脾胃同居中焦，为气机之枢纽。脾气主升而恶湿，胃气主降而恶燥。上焦咳不愈，传入中焦，脾气虚则聚湿生痰而犯肺；胃阴虚则炼液成痰而灼金。二者皆能致咳。无论脾湿，还是胃燥，皆因气机升降失司而动肺，成肺胃同病之趋。治中焦咳嗽吴鞠通有甘凉润燥法，如沙参麦冬汤、益胃汤、五汁饮、玉竹麦门冬汤和清燥汤加北沙参、桑叶、梨汁、牡蛎、牛蒡子。有苦辛开泻法，如宣白承气汤，宣肺化痰，泄热攻下。方中石膏、杏仁宣肺清热，瓜蒌化痰，大黄通腑泄热。全方最大特点是，体现宣、清、通、化并用。有酸甘建中法，如人参乌梅汤治脾虚湿动之咳嗽，药用人参、炙甘草、莲子、山药甘温和脾，乌梅、木瓜酸收肺胃之气。有苦温燥湿法，如杏仁薏苡汤治风暑寒湿杂感之咳嗽。《温病条辨》曰："风暑寒湿，杂感混淆，气不主宣，咳嗽头胀，不饥舌白，肌体若废，杏仁薏苡汤主之。"此证虽有咳嗽之肺系证，但头胀、不饥、倦怠，则与上焦咳嗽大异。此为寒湿困脾，气不宣通，故宜杏仁薏苡汤化湿醒脾，宣通气机。在《吴鞠通医案》中，属中焦咳嗽二案，药用半夏、茯苓、枳实、生薏仁、陈皮、杏仁、苏子、秫米、生扁豆、旋覆花、苏梗、藿香、葶苈子、炙甘草、大枣、苍术、益智仁等。这些药物大都入脾胃、肺经，可调和脾胃，肃降肺胃之气，以合"治中焦如衡，非降不安"之意。

（3）下焦咳重治肝肾，宜通补分利温化

温病传入下焦，或深入厥阴，瘀滞肝络，或病及少阴，耗伤肾液，或水在肝，而成悬饮，皆令人咳，故下焦咳嗽，治在肝肾。吴鞠通治疗下焦咳嗽有三法：一为滋补肝肾法，如三甲复脉汤、大定风珠和专翕大生膏。《温病条辨·下焦篇》曰："燥久伤及肝肾之阴，上盛下虚，昼凉夜热，或干咳，或不咳，甚则痉厥者，三甲复脉汤主之，定风珠亦主之，专翕大生膏亦主之。"方中牡蛎、鳖甲、龟板咸寒滋阴；地黄、白芍、麦冬、五味

子、沙菀蒺藜、枸杞子甘寒酸敛；鲍鱼、海参、乌骨鸡、羊腰子、猪脊髓、鸡子黄、阿胶、白蜜等血肉有情之品填精补髓。这些药物气味俱厚，咸寒滋阴，重镇潜降，直趋下焦。滋补肝肾，即所以润肺生金。三方所治有缓急不同，正如吴鞠通所说："三方由浅入深，定风浓于复脉，皆用汤，从急治。"盖肝肾阴虚之燥咳，有缓急不同，急则用汤，缓则用膏。肺为华盖，不能独滋，必赖肾水滋助，肝肾阴液得复，肺亦不燥，不治咳，咳自止。二为通络化痰法，如香附旋覆花汤，用药香附、旋覆花、苏子、杏仁、陈皮、半夏、茯苓、薏仁，通肝络而化痰饮，适合于急性咳嗽见有胸痛者。三为温肾化湿法，《温病条辨·下焦篇》："脉紧无汗，恶寒身痛，喘咳稀痰，胸满，舌白滑，恶水不欲饮，甚则倚息不得卧，腹中微胀。"吴鞠通认为，伏湿痰饮内盛，蓄于下焦，下焦无火，不能化气而出，小便不利而少腹满，故见腹中微胀。故以小青龙汤发外寒蠲内饮，方内细辛、干姜辛温，能温润肾而行水，其中细辛亦能发少阴之表。

《吴鞠通医案》治下焦咳嗽5案，方有二甲复脉汤、大定风珠、犀角地黄汤、香附旋覆花汤和古方金沸草汤。药用生地、麦冬、甘草、沙参、白芍、丹皮、煅石膏、旋覆花、半夏、陈皮、犀角、苇茎、桑叶、菊花、生鳖甲、生扁豆、阿胶、牡蛎、火麻仁、元参、杏仁、黄芩、桔梗、香附、郁金、新绛纱、降香、茯苓、苏子霜、桃仁、归须、青皮、知母、蛤粉、石斛、梨汁、荸荠汁、桂枝、生薏仁、青蒿、白蔻仁、生姜、大枣等。诸药滋补肝肾、咸寒滋阴、疏肝通络，宣降肺气、化痰止咳。

8. 痰饮

吴鞠通治痰饮，首重通达三焦阳气。在上焦，开肺气扶心阳；在中焦，助脾气通胃阳；在下焦，护肾气开膀胱。他认为痰饮的产生以脾胃运化失司首当其要，故治疗时尤重治理中焦。指出："脾主湿土之质，为受湿之区，故中焦湿证最多；脾与胃为夫妻，脾病而胃不能独治。再胃之脏象为土，土恶湿也，故开沟渠，运中阳，崇刚土，作堤防之治，悉载中焦。"

在用药方面，吴鞠通重流通而忌凝滞。重辛温通达，忌苦寒滋腻，补中寓通意，清凉佐宣通。尤擅用仲景诸方，如心下水饮用小半夏加茯苓汤；热饮用大青龙汤；寒饮用小青龙汤；脾虚挟饮用苓桂术甘汤；胸痹痰饮用枳实薤白汤，或宣或利。吴鞠通认为饮为阴邪，温病之兼湿者忌柔喜刚，提出痰饮的治疗，"用辛何妨，《内经》所谓'辛能润是也'"。因痰饮的产生尤责之于脾胃，所以通过用辛味行气化湿之品调畅中焦气机，脾胃健运，痰饮自消，这是寓补于清之理。枳实、广皮是他常用的药对，半夏、厚朴、白蔻仁、青皮、香附、苍术、干姜等，也是其治疗痰饮的常用药物。痰饮为阴邪，其性重浊，易阻脾胃气机，困遏脾阳，导致脾失健运。因此吴鞠通认为用药上切忌壅滞滋腻，故在治疗上提倡通补法，即用叶天士所说的"轻苦微辛"具流动之性的药物。其多用枳实、广皮、白蔻仁等辛温燥湿；薏仁、茯苓、泽泻、猪苓等淡渗利湿；杏仁、桔梗等宣气化湿；寓补于清，三焦分消使饮有出路。若痰饮失于治疗，留伏日久，或治不得法，饮无出路，则邪停于胸膈而渍于肺，成为支饮，或结于胁下而成悬饮，皆有形之邪也。轻者可用三焦分消，或通络搜剔法治之，其重者，则难以奏效。此时，吴鞠通必用攻逐，对支饮上壅胸膈，喘不得息者，选用葶苈大枣汤，急泻肺中痰饮；量体质虚实，或用原方，或与他方合用。得效减其量，不效，再作服，必衰其大半而止。对于悬饮胁痛，及痰饮留伏胸膈之顽重者，则用控涎丹，采用重药缓攻法，小量起服，缓缓加之，必取利下痰水。如病不尽，停数日再服，以尽为度，后仍以通阳和胃等法收功。

9. 胃痛

吴鞠通认为，胃痛病因多责之寒邪、郁怒，病位则多责之肝、胃。认为由于"肝逆犯胃"，故见胃痛、胁胀、攻心痛、痛极欲呕等。案中诊脉多弦，如双弦而细，沉弦而紧等。肝病多见弦脉，脉症相应，故重视治肝。

肝主疏泄，疏泄不及，常犯中土，胃府易受其病。肝既失疏，气机窒滞，滞而不畅，犯胃则为胀为痛；上逆则为噫、为呕；旁窜于络，肝寒而厥，则为肢逆且麻。胃主纳，腐熟水谷，且能磨谷，得温则胃气行，受寒则碍腐熟，胃气郁滞，故临床以胃寒而发者占多。肝气犯胃，胃中有寒则疼痛尤甚，治法宜疏宜温。胃为府，府宜通，以降则和，故吴鞠通所诊诸案，用药均寓疏、通之法。

胃痛一病处方四首，用药主要有乌药、半夏、青皮、川椒、吴萸、厚朴、枳实等七味。综其功用，主要是疏肝、理气、祛寒、宣通。乌药与半夏，每方必用。乌药不仅能治气滞之腹痛，亦善疗气滞之胃痛。肝气横逆窜络之胸背肢体疼痛，痛无定所者，用之亦良。半夏祛湿和胃，温中止呕。疏肝理气，配用香附、广郁金、青皮、小茴香等；温肝祛寒，配用吴萸、川椒、降香末；胃寒甚者，加良姜或干姜、荜茇。在三方中均用川椒，两方用炭，一方炒黑。川椒入肝、胃、脾经，一般情况下，汤用炭或炒黑，减其温热而存其性，温中祛寒之效显著。除药物治疗之外，吴鞠通在尹姓案中提出："以开朗心地为要紧，无使久而成患。"可见吴鞠通对精神因素与胃痛之关系是非常重视的。

10. 吐血

吴鞠通《医医病书·吐血论》曰："吐血之症有吐血，有咳血，有呕血，有肺血，有胃血，有肝血，有肾血，有冲脉上冲之血。治疗则不可拘泥于凉血止血一法一方，须明辨证因分别治之。何者当温经、何者当补阳、何者当通络、何者当补络、何者当泻火、何者当补阳、何者当通络、何者当补络、何者当泻火、何者当滋水、何者当清金？各有条理，岂一犀角地黄汤可以了事？"吴鞠通认为，吐血在病因上应首先区分属外感还是内伤，辨别属热证还是寒证，在气病还是在血病。临证须经过明辨后，根据出血部位之不同，分析病因，鉴别疾病的性质，分清虚实，再针对吐血症的不同类型分别治之，否定以往见血便投凉血药、止血药、寒凉药的陋习。

吴鞠通治疗血证，由于善抓病机，详辨病性，谨守病位，严密组方，用药亦具慧心，有其独到之处。一是巧用气分药，调气以治血。医案中多用新绛、旋覆花、郁金、降香等疏肝行气之品，充分体现了其在《温病条辨·治血论》中的思想："故善治血者，不求之有形之血，而求之无形之气。盖阳能统阴，阴不能统阳；气能生血，血不能生气……至于治之之法，上焦之血，责之肺气，或心气；中焦之血，责之胃气，或脾气；下焦之血，责之肝气、肾气、八脉之气。"二是善用生鲜药。从吴鞠通血证案，可以看到各病案的处方中，随节令的变化，常选用藕汁、生姜汁、秋梨汁、鲜芦根汁、韭白汁或鲜茅根、鲜芦根等，可谓善用鲜汁药矣。考鲜藕甘平，益脾摄血、凉血止血；鲜姜辛温，温和血行、驱散寒邪；鲜梨甘寒，润肺清心、止血止咳；韭白辛甘，清热解毒、消瘀止痛；荸荠甘寒，清热生津、且能化痰；芦根甘寒，清肺化痰、清胃生津；茅根甘寒，清热生津、凉血止血。吴鞠通运用这些既可食用，又可药用之品，选鲜取汁，气味浓郁，收效皆良。三是慎用炭类药。药物烧炭存性，用于血证，向为历代医家所喜用。然而细察血证案，用炭类药无几，侧柏炭、黄芩炭、川椒炭、干姜炭，使用例数并不多，药量亦不重。吴鞠通治血证，重在审证求因，追根图本，认为炭类药用于血证，毕竟属治标之举、权宜之计。细审吴鞠通所用炭类药，寒热二途分明，侧柏炭、黄芩炭为寒性炭类药；川椒炭、干姜炭为热性炭类药；血证属热用前药，血证为寒用后药，可见其泾渭分明，谨慎之至。

11. 便血

《金匮要略》曰："下血，先血后便，此近血也。""下血，先便后血，此远血也。"先便后血为远血，其血来自小肠，血内溢而渗于下。因其责之于脾阳虚不能温化水湿，水湿积聚，血随湿下行。故吴鞠通提出了湿滞便血的治疗方法。如陈某案中，"粪后便红，寒湿为病，误补误凉，胃口伤残，气从溺管而出"；毛某案中"粪后便红，责之小肠寒湿，不与粪前为大肠热湿同科"；胡某案中"况粪后见红，非又为小肠寒湿乎"。吴鞠通以粪前和粪后见血，来区分湿热与寒湿便血。认为先便后血多为小肠寒湿所致便血，病位在肠，与中焦脾胃相关，脾气虚寒，统摄失职，脾失健运，湿浊内停，阻滞肠腑，损伤肠络，故致便血，以黄土汤治之。

吴鞠通为温病大家，以善用辛凉、甘寒等方药著称，但在便血案中，可见其巧用热药附子。在《吴鞠通医案·便血》陈氏案中说："血多则多服，血少则少服，万一血来甚涌者，附子加至七八钱，且以血止为度。"可以看出，若不洞悉病机，深究药理，是断不能将若大剂量的温热药用于血证的。便血患者素有寒湿痰饮，粪后便红，又为小肠寒湿，患者面色滞暗，脉来弦紧，身恶寒，背心如水浇，一派阳虚寒踞之象。故而取附子上助心阳以通脉，中温脾阳以摄血，下引浮火以归肾，与益阳扶脾、坚阴止血等药合用，多疗效满意。

（二）内科杂病验案选析

1. 中风案

案例 1

李氏，七十二岁。伏暑挟痰饮，肝郁，又加中风，头痛，舌浓白苔，言謇，畏寒，脉洪数而弦，先与辛凉清上。苦桔梗三钱，桑叶三钱，连翘三钱，蒺藜二钱，甘草一钱，茶菊花三钱，银花三钱，薄荷钱半。

四帖而头痛畏寒止，舌渐消，苔不退。兹以通宣三焦，兼开肝郁。茯苓五钱（连皮），杏仁泥五钱，半夏四钱，白蔻仁二钱，飞滑石六钱，香附二钱，通草一钱，广郁金二钱，薏仁五钱。服二十余帖而大安，一切复元。

——《吴鞠通医案·中风》

按语： 本案为伏暑夹痰饮、肝郁，又加中风。证见头痛、言謇、畏寒，脉洪数而弦，证属风热上犯，故治疗先与辛凉清上，药用银翘散、桑菊饮。待头痛畏寒止，舌渐消，苔不退，辨为痰饮、肝郁。治疗通宣三焦，行气化饮、兼疏肝解郁、通宣三焦。既可宣发肺气以开水源，燥湿化浊以复脾运，淡渗利湿以通水道；使气机宣畅，湿去热清，又可防温热邪气传变，内外兼治。

案例2

黄，三十岁。肝风内动，脉弦数，乃真水不配相火，水不生木，故木直强而上行，头晕甚，即颠厥也。久不治为痱中，医云痰者妄也。先与清肃少阳胆络，继以填补真阴可也。羚羊角三钱，茶菊花三钱，黑芝麻三钱（研），桑叶三钱，生甘草一钱，丹皮二钱，苦桔梗二钱，钩藤二钱，薄荷七分。丸方：定风珠。

——《吴鞠通医案·肝风》

按语：此案为中风之肝风内动。肝风内动因于"真水不配相火，水不生木"而致，"木强而直上行"，故头晕甚，日久即为"痱中"。吴鞠通为防其变"先与清肃少阳胆络，继以填补真阴"。平肝风使用羚羊角、菊花、钩藤，羚羊角"入厥阴肝经，同气相求也"。菊花"专制风木，故为祛风之要药"；钩藤"去风甚速，有风症者，必宜用之……但风火之生，多因于肾水之不足，以致木燥火炎，于补阴药中少用钩藤，则风火易散。倘全不补阴，纯用钩藤以祛风散火，则风不能息，而火且愈炽矣"。故配合黑芝麻补肝肾之阴以为佐制。方中桑叶"甘所以益血，寒所以凉血"，牡丹皮清肝经伏火，薄荷"搜肝气"，诸药同用可清肃少阳胆络。桔梗为"诸药舟揖，载之上浮。故清气既得上升，则浊气自可下降"。吴鞠通应用此方平肝风、清胆络、治肝风内动治标，继以小定风珠治肾水不足之本，并谓定风珠方"以鸡子黄实脾土而定内风；龟板补任脉而镇冲脉；阿胶沉降，补液而息肝风；童便以浊液仍归浊道，用以为使也。"

2. 痹证案

案例 1

张，二十二岁，四月十九日。身热头痛，腰痛，肢痛，无汗，六脉弦细，两目不明，食少，寒湿痹也。熟附子三钱，川乌头二钱，羌活二钱，桂枝五钱，泽泻三钱，苡仁五钱，广皮三钱，防己三钱，云苓皮五钱，杏仁五钱。二帖。

五月初三日　服前方二帖，头痛止。旋即误服他人补阴之品，便溏腹胀。今日复诊，因头痛愈，用原方去羌活，治药逆，加：厚朴三钱。已服三帖。

五月初八日　痹症已愈，颇能健步，便溏泄泻皆止，目已复明，胃口较前加餐。因服一帖，脉稍数，寒湿有化热之象，当与平药，逐其化热之余邪而已。云苓皮五钱，防己二钱，滑石六钱，桑枝五钱，泽泻三钱，晚蚕砂三钱，苡仁五钱，杏仁二钱。

六月十八日　又感受暑湿，泄泻，脉弦，腹胀，与五苓法。桂枝五钱，泽泻三钱，云苓皮五钱，苍术三钱（炒），大腹皮三钱，广木香二钱，猪苓四钱，广皮三钱，苡仁五钱。煮三杯，三次服。

————《吴鞠通医案·卷三·痹》

按语： 本案为"实痹"之"寒湿痹"。寒邪最易伤及人的阳气，导致气滞血瘀，寒湿相合多见于腰及下肢部位的病变，故见腰痛、肢痛，痛处重着。寒主收引故无汗。无论感受外湿，还是内生湿邪，皆与脾的运化功能失职有关，所以多兼胸闷，食少，腹胀等。治以温阳益气，健脾除湿为法。

案例 2

昆氏，二十六岁。风湿相搏，一身尽痛，既以误汗伤表，又以误下伤里，渴思凉饮，面赤舌绛，得饮反停，胁胀胸痛，皆不知病因而妄治之累瘁也。议木防己汤，两开表里之痹。桂枝六钱，防己四钱，生石膏一两，炙甘草三钱，杏仁四钱，苍术五钱，生香附三钱。四次服。

十二日　胁胀止而胸痛未愈，于前方加薤白、广皮，以通补胸上之清阳。薤白三钱，广皮三钱。

十四日　痹症愈后，胃不和，土恶湿也。半夏一两，茯苓五钱，广皮三钱，秫米二合，生姜三钱。水五碗，煮两碗，渣再煮一碗，三次服。

十六日　痹后清阳不伸，右胁瘕痛。半夏六钱，广皮二钱，青皮钱半，乌药二钱，薤白三钱，桂枝二钱，吴萸一钱，郁金二钱。煮两杯，渣再煮一杯，三次服。

——《吴鞠通医案·卷三·痹》

按语：本案为风湿相搏之痹证。风邪偏盛，故一身尽痛，风湿痹阻，故疼痛明显，但是经过反复误治，导致风湿邪气逐渐化热，而成湿热痹。吴鞠通在《温病条辨》中说："暑湿痹，加减木防己汤主之。"此方是寒痹热痹通治之方，方中加重了石膏的药量以治疗湿热痹。方中热邪重，故重用石膏一两，防己清热且引热从小便而出，两者共用，以去体内之郁热；湿热合邪方成湿热痹，湿邪不去，痹证必不解；故用杏仁开上焦气机而使肺能通调水道而引湿邪外出，苍术燥中焦湿邪，木防己止痛且走经络之湿；桂枝通经络止痛痹，痛在胁肋，故加香附。全方清热与祛湿并重，且止痛以治标，共奏热清去湿之功。

3. 痢疾案

案例1

丁氏，五十八岁。滞下白积，欲便先痛，便后痛减，责之积重，脉迟而弦，甚痛，盖冷积也，非温下不可。熟附子五钱，广木香三钱，小枳实三钱，生大黄片五钱，广陈皮五钱，南楂炭三钱，厚朴五钱，焦白芍三钱，良姜炭二钱，黄芩炭三钱，槟榔三钱。

案例2

梁，二十八岁。滞下白积，欲便先痛，便后痛减，责之有积，用温下法。炒白芍二钱，广皮二钱，枳实钱五分，黄芩二钱（炒），木香一钱，槟榔钱五分，云连一钱（炒），生大黄三钱（酒炒黑），厚朴三钱，熟附子三钱。水五杯，煮两杯，分二次服。

——《吴鞠通医案·卷二·滞下》

按语：以上两案均滞下白积，辨证属于冷积。寒为阴邪，耗伤阳气，其性收引、凝滞，气血运行不畅，不通则痛；下利白积，脉象迟弦，为寒性表现。方中附子为君药，其性大热，其用温阳祛寒法解寒凝，配伍培补中阳之良姜，共奏温阳之功。配以木香、枳实、槟榔等行气导滞之品，疏通全身气血，解中焦困闭之围，共奏奇功。

4. 疟疾案

朱，八月二十五日，三十二岁。体厚，本有小肠寒湿，粪后便血，舌苔灰白而厚，中黑滑，呕恶不食，但寒不热，此脾湿疟也，与劫法。生苍术五钱，生草果三钱，槟榔三钱，生苡仁五钱，杏仁三钱，茯苓五钱，熟附子一钱，黄芩炭二钱。煮三杯分三次服。

二十八日，前方服三帖而病势渐减，舌苔化黄，减其制，又三帖而寒来甚微，一以理脾为主。於术三钱（炒），蔻仁二钱，益智仁二钱，广皮三钱，半夏三钱，黄芩炭二钱，生苡仁二钱。煮三杯分三次服。服七帖而胃开。

——《吴鞠通医案·卷一·疟》

按语：本案为湿疟案，湿疟为久受阴湿，湿邪伏于体内，因触感风寒而诱发。《三因极一病证方论·疟》曰："病者寒热身重，骨节烦疼，胀满，善呕。因汗出复浴，湿舍皮肤，及冒雨湿，名曰湿疟。"方中主药苍术燥湿健脾，祛浊化湿；草果燥湿除寒，祛痰截疟，消食化食；熟附子温阳利湿；

槟榔下气行水截疟。

5. 痉病案

温，癸亥二月二十九日，六十日之幼孩。痉已二十余日，现下脉不数，额上凉汗，并无外感可知，乃杂药乱投，致伤脾胃。故乳食有不化之形，恐成柔痉，俗所谓慢脾风。议护中焦，乃实土制风法，又肝苦急，急食甘以缓之义也。明天麻三钱，干姜二钱，茯苓五钱，广木香五分，炙甘草三钱，生苡仁五钱，焦於术钱半，煨肉果一钱，煨姜一片。甘澜水五茶杯，煎成两茶杯，小儿服十之一二，乳母服十之八九。渣再煎一茶杯，服如前。

三月初一日　赤子不赤，而刮白兼青，脉迟凉汗，舌苔白滑而浓，食物不化，洞泄者必中寒。

按语： 痉必因于湿，古所谓柔痉是也。议从中治。经谓有者求之，无者求之。此症全无风火之象，纯然虚寒，乳中之湿不化，土愈虚则肝中内风愈动，若不崇土而惟肝是求，恐日见穷蹙矣。人参四分，广皮炭三分，广木香五分，生於术一钱，焦白芍一钱，煨肉果五分，炙甘草钱，明天麻三钱，生苡仁一钱。

初二日　风湿相搏，有汗为柔痉。形若反弓者，病在太阳，俯视目珠向下者，病在阳明，以阳明为目下纲也。今久病为杂药困伤脾胃，大便泄，乳食不化，为湿多风少，痉时俯时多，为病在阳明。故此症以脾胃为主，议补中益气法，渗湿下行，内用风药，领邪外出。人参三分，桂枝二分，茯苓块三钱，白术一钱，葛根二分，山药一钱，炙甘草五分，生苡仁钱半，焦白芍一钱。

初三日　寒湿柔痉，昨用升阳益气法，从阳明提出太阳，兹精神倍昔，颜色生动，舌上白浊化净，大便已实，甚为可喜，但痉家有灸疮者难治。人参三分，茯苓块一钱，嫩桂枝三分，生於术一钱，焦杭白芍一钱，葛根二分，广皮炭二分，莲子三粒（去心不去皮，打碎），生苡仁一钱，炙甘草五分。

初四日　痉家自汗，有炙疮者难治。刻下且住脾胃，从脾胃中立以条达四肢，是久痉一定之至理。若镂治其痉，是速之也。人参三分，广皮三分，桂枝二分，茯苓块一钱，焦於术八分，煨肉果三分，生苡仁一钱，炙甘草八分，诃子肉五分，（煨），茅术炭六分。

初五日　痉家为苦寒所伤，脾阳下陷，又有炙疮，其痉万万不能即愈。议护中阳，勿致虚脱为要，非深读钱仲阳、陈文仲、薛立斋、叶天士之书者，不知此恙。人参四分，诃子肉六分（煨），白芍二钱，於术一钱（炒），桂枝三分，广木香四分，茯苓一钱，煨肉果六分，广皮炭三钱，炙甘草八分，苡仁钱半。浓煎。

初七日　脉仍不数，大便犹溏，但舌苔微黄，神气渐复，不似前虚寒太甚之象，宜退刚药，少进柔药。医经谓上守神，粗守形，兵法谓见可而进，知难而退，此之谓也。人参三分，麦冬一钱（米炒），茯苓一钱，整莲子一钱，於术一钱（炒），白芍一钱（炒），炙甘草七分，陈皮四分（盐炒黑）。

初九日　诸证渐退，神气亦佳，但舌上复起重浊之白苔，乳湿之过，暂停参药，且用疏补法。生苡仁钱半，整莲子一钱，麦冬一钱（带心），浓朴五分，茯苓一钱，焦神曲八分，木香四分，广皮炭五分。

——《吴鞠通医案·卷四·痉》

按语：本案为柔痉案。本案所指柔痉为慢脾风。多因吐泻既久，脾虚气弱，肝失濡养所致，证属无阳纯阴的虚寒危象，治宜补脾益胃、温中回阳。《素问·至真要大论》曰："有者求之，无者求之；盛者责之，虚者责之。"有外邪致病，当辨别是什么性质的邪气；无外邪致病，应寻找其他方面的病因。吴鞠通在治疗过程中，认为"乳中之湿有不化，土愈虚则肝中内风愈动"，故运用白术、薏苡仁、茯苓等渗湿利水、护胃健脾之药，酌加木香、桂枝等通经理气，以达到痉止阳复之效。

6. 虚劳案

案例 1

伊。劳伤、急怒吐血，二者皆治在肝络。医者不识，见血投凉，以致胃口为苦寒所伤残，脾阳肾阳，亦为苦寒滑润，伐其生发健运之常，此腹痛、晨泄、不食，脉沉弦细之所由来也。按：三焦俱损，先建中焦，补土可以生金，肾关之虚，亦可仰赖于胃关矣。莲子五钱（去心），芡实三钱，白扁豆钱半，冰糖三钱，茯苓块三钱，广皮炭一钱，人参一钱。缓缓多服为宜。

——《吴鞠通医案·虚劳》

案例 2

甲子（1804）四月初五日，陈，二十三岁。左脉搏大，下焦肝肾吐血，上焦咳嗽，中焦不食，谓之三焦俱损。例在不治。勉议三焦俱损先建中焦法。茯苓块二钱，沙参三钱，莲子二钱，焦白芍一钱五分，桂枝二钱，芡实三钱，白扁豆三钱，桑叶二钱，冰糖三钱，胡桃肉三钱。煮三杯。分三次服。服此方四帖后能食。

——《吴鞠通医案·虚劳》

按语：以上两案均属虚劳，体现了吴鞠通治疗虚劳的基本思路：上下焦病，当治中焦，治当以中焦脾胃为先，使脏腑得补有缘。两案治疗同健中焦，前者以脾肾阳虚，健运失常为主，故以茯苓、白扁豆、广皮炭、莲子、芡实健脾止泻，莲子、芡实兼益肾固精；人参大补元气、补脾益肺、益气生血。全方用药精当，切中病机，中焦为主，实乃三焦并治。后者脾气虚弱，运化失常，土不生金，肺气不足，故见咳嗽；肺肾阴虚，肝火上炎，脾气亏虚，统摄失职，故见吐血；脾胃运化失司，故见不食。治疗仍以中焦脾胃为主，加沙参养阴清肺、益胃生津；白芍养血平肝；胡桃肉补肺肾止咳平喘；桑叶清火凉血止血，清肺止咳。又，桂枝配白芍以调营卫、和气血，本案虚损更重，故加强调补之力。两案均体现了吴鞠通治疗虚劳首重脾胃的学术思想。

7. 咳嗽案

案例1

吴，二十岁，甲子四月二十四日。六脉弦劲，有阴无阳，但嗽无痰，且清上焦气分。桑叶三钱，生扁豆三钱，玉竹三钱，冰糖三钱，麦冬三钱，沙参三钱，杏仁三钱，连翘钱半，茶菊三钱，四帖。二十六日。于前方内，去连翘，加丹皮二钱，地骨皮三钱。

——《吴鞠通医案·卷三·咳嗽》

按语：本案记载了阴虚咳嗽的治疗。辨治要点为"但嗽无痰""六脉弦劲"。治宜滋阴清热为主。用药多为花、叶等清扬之品，以清上焦气分之热。阴虚热甚，予以丹皮、地骨皮加减。

案例2

陈，四十岁，丙戌正月十三日。咳嗽起于前年九月，夏伤于湿，伏暑遇新凉而发之咳，症本不大，后因误补封固，邪已难出。又用桑皮，未用地骨引邪入肾。按肾为封藏之脏，误入者永难再出矣。身热得补药汗解，而足心之热总不解，是其确证也。现下咳而呕，六脉弦细而数，阴阳两虚也。勉照胃咳方法，先能得谷，创建中焦，假如胃旺，或有生机。常吐血一二口，中有瘀滞，亦系久病络伤，季胁作痛，肝经部分应加宣络降气。姜半夏六钱，苏子霜钱半，桃仁三钱，云苓八钱（呕不止可加至两许），降香末二钱，广皮炭三钱，姜汁（每杯冲三小匙）。煮三杯，分三次服。此症扬汤止沸而已，断难釜底抽薪。

——《吴鞠通医案·卷三·咳嗽》

按语：本案是伤暑湿后感凉而发为咳嗽。后因误治以补药闭门留寇，致邪气不出，又用桑白皮泻肺火从小便去，引邪入肾。因肾为封藏之脏，邪入则难再出，故"足心之热总不解"。治用半夏、云苓、广皮、姜汁顾护脾胃中焦，如果脾胃兴旺，便有好转。常吐血一二口，说明中焦有瘀滞，为久病入络，两胁作痛，故加降香、桃仁宣络降气走肝经。

8. 痰饮案

周，四十岁，壬戌八月二十五日。内而暑湿，外而新凉，内外相搏，痰饮斯发。杏仁粉三钱，白通草三钱，广皮二钱，生苡仁五钱，飞滑石三钱，小枳实二钱，半夏五钱，川朴三钱，生姜三片，桂枝木三钱，茯苓皮三钱。

二十八日　支饮射肺，眩冒，小青龙去麻辛。桂枝四钱，白芍三钱（炒），焦於术三钱，干姜二钱，制五味一钱，生姜三片，半夏六钱，杏仁粉五钱，小枳实二钱，生苡仁五钱，炙甘草二钱。

初一日　渴为痰饮欲去，不寐为胃仍未和，故以枳实橘皮汤逐不尽之痰饮，以半夏汤和胃令得寐。半夏一两，杏仁粉三钱，广皮三钱，桂枝三钱，生姜三片，生苡仁五钱，枳实二钱，秫米一合。得寐再诊。

初六日　服半夏汤，既得寐矣，而反咳痰多，议桂枝干姜五味茯苓汤，合葶苈大枣泻肺汤逐饮。桂枝五钱，茯苓块六钱，苦葶苈三钱，半夏二钱，肥大枣四钱（去核），干姜五钱，五味子三钱。甘澜水五碗，煮取二碗，分二次服。再煮一碗服。

初八日　先以葶苈大枣泻肺汤，行业已攻动之饮，令其速去。苦葶苈四钱，肥大枣五枚。服葶苈汤后，即以半夏汤和胃。半夏一两，生姜五大片，小枳实四钱，洋参二钱（生姜块同捣炒老黄）。水八杯，煮取三杯，三次服。

九月初十日　逐去水后，用《外台》茯苓饮，消痰气，令能食。茯苓块六钱，半夏三钱，小枳实四钱，洋参二钱（姜汁制黄色），生姜八钱，广皮三钱，於术六钱（炒）。

十五日　饮居胁下则肝病，肝病则肝气愈衰，故得后与气则愈。先与行胁下之饮，泄肝即所以舒脾，俟胁痛止，再议补脾。生香附三钱，广皮二钱，旋复花三钱（包），青皮钱半，苏子霜三钱，降香末三钱，半夏四钱，枳实钱半。

二十日　行胁络之饮，业已见效，尚有不尽，仍用前法。生香附三钱，归须一钱，半夏三钱，广皮一钱，苏子霜钱半，降香末钱半，郁金二钱，小枳实一钱，旋复花三钱（包）。二帖。

二十二日　通补中阳，兼行胁下不尽之饮。代赭石五钱，焦术三钱，旋复花三钱（包），桂枝三钱，炙甘草三钱，茯苓五钱，生姜三片，半夏五钱。四帖。

十月初二日　通降胁下之痰饮，兼与两和肝胃。旋复花三钱，小枳实二钱（杵），干姜钱半，苏子霜三钱，桂枝尖二钱，广皮二钱，生姜三片，半夏六钱。

——《吴鞠通医案·痰饮》

按语：本案为痰饮案。内有暑湿，外感新凉，内外相搏，痰饮斯发。咳嗽痰多，头晕目眩，予小青龙汤去麻黄、细辛，取其温肺化饮之功。初一仍觉渴，为痰饮未尽，不寐为胃不和，予以枳实橘皮汤逐痰，半夏汤祛痰和胃、化浊宁神。而后睡眠好转，反咳痰多，表明痰邪未尽，予葶苈大枣泻肺汤加大祛逐痰饮之力，温肺泻饮，又予以桂枝干姜五味茯苓汤敛气补中。"饮居胁下则肝病，肝病则肝气愈衰，故得后与气则愈。先与行胁下之饮，泄肝即所以舒脾，俟胁痛止，再议补脾"，体现了吴鞠通治疗痰饮先泻肝后补脾的治疗原则。后期治疗以桂枝温通，以代赭石、旋覆花下气降痰，以半夏、陈皮等调和肝胃。

9. 胃痛案

案例 1

王氏，二十六岁。肝厥犯胃，浊阴上攻，万不能出通阳泄浊法外，但分轻重耳。前三方之所以不大效者，病重药轻故也，兹重用之。

十一月初四日　川椒炭五钱，良姜五钱，小枳实三钱，川朴三钱，半夏五钱，乌药三钱，淡吴萸五钱，云连一钱，两头尖三钱（圆者不用），降香末三钱。甘澜水八碗，煮取三碗，分六次。二帖。

初六日　重刚劫浊阴，业已见效，当小其制。川椒炭三钱，良姜三钱，乌药二钱，半夏三钱，小枳实三钱，青皮二钱，广皮钱半，厚朴二钱。甘澜水八碗，煮取二碗，分二次服。二帖。

——《吴鞠通医案·胃痛》

按语： 本案为肝气犯胃案。首先分析了肝气横逆犯胃病之前三方效果欠佳的原因。肝经浊阴上犯，均用通阳泄浊法。病重药轻故不大效。吴鞠通言"病重药轻故也，兹重用之"。于是，用吴萸、良姜、姜半夏、川椒炭等均达五钱（约合15g）。二日后复诊，"业已见效，当小其制"。若此之例，足见吴鞠通辨证既定，据证用药，药量轻重恰当，有胆有识，宜其获效之速。

案例 2

甲子（1804），十月二十七日，伊氏。三十岁脉弦急，胁胀攻心痛，痛极欲呕，甫十五日而经水暴至甚多，几不能起，不欲食，少腹坠胀而痛。此怒郁伤肝，暴注血海，肝厥犯胃也，议胞宫阳明同治法。盖《金匮》谓胞宫累及阳明，治在胞宫；阳明累及胞宫，治在阳明。兹因肝病下注胞宫，横穿土位，两伤者两救之。仍以厥阴为主，虽变《金匮》之法，而实法《金匮》之法者也。制香附三钱，乌药二钱，半夏五钱，艾炭三钱，郁金二钱，黄芩炭一钱，小茴炭二钱，血余炭三钱，青皮八分，五灵脂钱半。五杯水,煎两杯,分二次服。二帖大效。

二十九日《金匮》谓胞宫累及阳明,则治在胞宫;阳明累及胞宫,则治在阳明。兹肝厥既克阳明,又累胞宫,必以厥阴为主,而阳明胞宫两护之。制香附三钱,淡吴萸二钱,半夏五钱,草薢二钱,川楝子三钱,艾炭钱半,小茴香三钱,炒黑乌药二钱,黑栀子三钱,桂枝三钱,杜仲炭二钱。水五杯,煎取两杯,分二次服。

——《吴鞠通医案·胃痛》

按语: 本案为肝气犯胃案。郁怒伤肝,肝气犯胃。制香附行气调经,乌药、小茴香、青皮疏肝行气止痛,半夏祛湿和胃,郁金清肝解郁,艾炭、杜仲炭、血余炭、黄芩炭止血,五灵脂活血定痛。复诊时,便用入肝经之川楝子疏肝行气止痛。

10. 吐血案

案例 1

沈,二十四岁,乙酉五月初十日。六脉弦数,劳伤吐血,建中汤主之。白芍六钱(炒),生姜汁三匙(冲),桂枝三钱,大枣二枚(去核),炙甘草三钱,胶饴一两。

十二日 加麦冬五钱,丹皮三钱。煮三杯,分三次服。四帖。

十四日 肝郁胁痛,病名肝着,治在肝经之络,经药弗愈也。新绛纱三钱,归横须二钱,吴萸一钱,旋复花三钱,广郁金二钱,青皮三钱,苏子霜三钱,广皮炭二钱,降香末三钱,半夏三钱。煮三杯,分三次服。

十五日 六脉弦劲,前用建中,现脉已和,左手仍劲,胸前咳甚则痛,间有一二日紫色之血。按:肝脉络胸,是肝络中尚有瘀滞,且与宣络。新绛纱二钱,归须二钱,广皮炭二钱,旋覆花三钱,丹皮炭三钱,桃仁泥三钱,苏子霜三钱,郁金二钱,降香末三钱,姜半夏五钱。四帖。

二十一日 六脉弦数,以清气在头之故,受微风,右寸独浮大而衄血,暂与清清道之风热。白茅根五钱，甜杏仁三钱，黑山栀一钱（炒），桑叶三钱，侧柏叶三钱（炒），茶菊花三钱，鲜芦根三钱。

——《吴鞠通医案·卷二·吐血》

按语：此案为劳伤吐血，此为虚证。凡劳力过度，损伤中阳，脾胃气血生化无源，血失统摄而吐者。辨诸虚不足，脉革吐血。《金匮要略》云："脉大则为虚，弦则为减，虚弦相搏其名曰革，男子失精亡血，诸虚不足。拟甘温补虚，调理气血，小建中汤主之。此案六脉弦数，劳阳吐血。以小建中汤主之。"体现了吴鞠通"阴病治阳"法则。以小建中汤为基础方，复阳生阴，阳生则阴长，即为阳中求阴之法。药用桂枝、白芍、甘草、生姜、怡糖、大枣，补其气而血自生，药后诸症多能痊愈。

案例2

壬戌（1802）八月二十八日，罗，三十二岁。右脉浮洪，咳痰吐血，唇绛，治在上焦气分。茯苓块五钱，沙参三钱，生扁豆五钱，生薏仁五钱，连翘八分，冬桑叶二钱，杏仁泥三钱。煮三杯，分三次服。三帖。

九月初二日　血后咳不止，进食不香，右脉不浮而仍洪，兼与养阳明之阴。沙参三钱，生薏仁三钱，扁豆三钱，麦冬三钱，茯苓块三钱，百合二钱，玉竹二钱，甜杏仁二钱，桑叶一钱五分。煮三杯，分三次服。

初五日　诸症俱退，惟进食不旺，右脉大垂尺泽，先与甘寒养胃阴。大麦冬六钱（不去心），沙参三钱，生扁豆三钱，细生地三钱，玉竹三钱（炒香），秋梨汁一杯（冲），甜杏仁三钱，桑叶一钱。煮三杯，分三次服。

初九日　甘润养阴。大生地三钱，沙参三钱，火麻仁二钱，甜杏仁二钱（去皮尖），麦冬六钱（不去心），柏子霜二钱，生白芍三钱，桑叶一钱，生扁豆三钱，炒玉竹三钱，冰糖三钱。煮三杯，分三次服。四帖。

——《吴鞠通医案·卷二·吐血》

按语：本案为咳血案。脉浮洪，咳痰吐血、唇绛，辨证属热盛津伤。

因时值秋燥当令，治上焦气分用以润肺宣散、健脾渗湿之品。三日血竟止，虽仍有咳不止，食不香，但病已去半。继之养阴甘润，诸症尽除，此治病求本之例证也。

11. 便血案

案例 1

陈，三十五岁，乙酉四月二十一日。粪后便红，寒湿为病，误补误凉，胃口伤残，气从溺管而出，若女子阴吹之属瘕气者然。左胁肝部，卧不着席，得油腻则寒战，发杂无伦，几于无处下手。议治病必求其本，仍从寒湿论治，令能安食再商。与黄土汤中去柔药，加刚药。川椒炭三钱，广陈皮三钱，生姜二钱，灶中黄土四两，云茯苓五钱，生茅术三钱，香附三钱，熟附子三钱，益智仁三钱。煮三杯，分三次服，服三帖。

五月初二日　又服二帖。

初三日　心悸短气，加小枳实四钱，干姜二钱，已服四帖。

十一日　去川椒三钱，已服三帖。

二十一日　诸症皆效，大势未退，左脉紧甚，加熟附子一钱，降香末三钱，干姜一钱，已服三帖。

二十七日　诸症向安，惟粪后便血又发，与黄土汤法，粪后便血，乃小肠寒湿，不与粪前为大肠热湿同科。灶中黄土八两，广皮炭三钱，熟附子四钱，益智仁二钱，黄芩炭四钱，云茯苓五钱，苍术四钱（炒）。煮三杯，分三次服，以血不来为度。

七月十四日　面色青黄滞暗，六脉弦细无阳，胃口不振，暂与和胃，其黄土汤，俟便红发时再服。姜半夏六钱，云苓块五钱，广陈皮三钱，生苡仁五钱，益智仁三钱，川椒炭一钱，白蔻仁一钱。煮三杯，分三次服。

十七日　加桂枝五钱。

十一月十五日　肝郁挟痰饮，寒湿为病，前与黄土汤，治粪后便血之寒湿，兹便红已止，继与通补胃阳，现下饮食大进，诸症渐安，惟六脉细弦，右手有胃气，左手弦紧，痰多畏寒，胁下仍有伏饮，与通补胃阳，兼逐痰饮。桂枝六钱，小枳实三钱，川椒炭三钱，旋复花三钱，香附四钱，广皮五钱，炒白芍三钱，干姜三钱，云苓五钱，姜半夏八钱。煮三杯，分三次服。

十二月初十日　脉弦紧，痰多，畏寒，冲气上动，与桂枝茯苓甘草汤，合桂枝加桂汤法。桂枝一两，茯苓块二两（连皮），炙甘草五钱，全当归三钱，川芎二钱，桂五钱（去粗皮）。服一帖，冲气已止，当服药后，吐顽痰二口。

十一日　冲气已止，六脉紧退，而弦未除，可将初十日方，再服半帖，以后再服二十九日改定方，以不畏寒为度。

十三日　服十一月十五日疏肝药二帖。

十四日　背畏寒，脉仍弦紧，再服十二月初十日桂枝加桂汤二帖，以峻补冲阳，服药后吐顽痰二口。

十七日　脉仍弦紧，背犹畏寒，阳未全复，照原方再服二帖，分四日服。

十九日　前之畏寒，至今虽减，而未痊愈，脉之弦紧，亦未冲和，冲气微有上动之象，可取初十日桂枝加桂汤法，再服二帖，分四日，立春以后故也。

丙戌（1826年）正月初五日　六脉俱弦，左脉更紧，粪后便红，小肠寒湿，黄土汤为主方，议黄土汤去柔药，加淡渗通阳，虽自觉胸中热，背心如热水浇，所云热非热也，况又恶寒乎。灶中黄土八两，生苡米五钱，云苓块六钱，熟附子四钱，苍术炭四钱，桂枝五钱，黄芩炭四钱，广皮炭四钱。煮四碗，分四次服，血多则多服，万一血来甚涌，附子加至八钱，以血止为度，再发再服，切勿听浅学人妄转一方也。

丸方：阳虚脉弦，素有寒湿痰饮，与蠲饮丸方，通阳渗湿而补脾阳。桂枝八两，苍术炭四两，生苡仁八两，云苓块八两，干姜炭四两，炙甘草三两，益智仁四两，半夏八两，广皮六两。神曲糊丸，小梧子大，每服三钱，日三服，忌生冷、介属。

初十日　粪后便红虽止，寒湿未尽，脉之紧者亦减，当退刚药，背恶寒未罢，行湿之中，兼与调和营卫。苍术炭三钱，黄芩炭钱半，灶中黄土一两，焦白芍四钱，生苡仁三钱。煮三杯，分三次服。

——《吴鞠通医案·便血》

按语： 此案为寒湿便血案。前后经吴鞠通治疗 9 个多月，共诊治 17 余次，既遵循"治病必求其本"，紧紧抓住粪后便血乃小肠寒湿这一病机，定黄土汤为主方；而又灵活机动，随证变换方药。粪后便血，显属远血，当与粪前便血为魄门湿热之近血有别，治取黄土汤，以苍术易白术，去阿胶、黄芩、生地、甘草等柔药，加入川椒炭、云苓、香附、益智仁、广皮、生姜，并增加附子等刚药之用量。六诊后，便红止住，六脉弦细无阳，究为胃阳不振，改与通补胃阳。药用姜半夏、益智仁、川椒炭、云苓、广皮、薏苡仁、桂枝。药后饮食大进，诸症渐安。然患者翌年春天，又见粪后便红，心中热，背心如水浇，吴鞠通以黄土汤去柔药，加渗湿通阳之品。二诊后，便红停止，但脉紧尚见，寒湿未尽也。以黄土汤退刚药，兼与调和营卫而善后。吴鞠通把黄土汤类药物，分柔药与刚药两类。其中地黄、阿胶、白芍、当归等阴柔滋补养血止血药为柔药，而附子、苍术等温燥祛湿助阳行滞类为刚药。并指出寒湿便血为"太阴中湿，病势沉闷，最难速攻，非极刚以变脾胃两阳不可"，体现了吴鞠通"甘苦合用，刚柔并济"之法。

案例 2

癸亥（1803）十二月初二日，毛，十二岁。粪后便血，责之小肠寒湿，不与粪前为大肠热湿同科。举世业医者不知有此，无怪乎数年不愈也。用古法黄土汤。灶中黄土二两，生地三钱，黄芩三钱（炒），制苍术三钱，阿胶三钱，甘草三钱（炙），熟附子三钱，白芍三钱（酒炒），全归一钱五分。水八碗，煮成三碗，分三次服。三帖。

初七日　小儿脉当数而反缓，粪后便血，前用黄土汤业已见效，仍照前方加刚药，即与前方内去白芍、全归，加附子一钱，苍术二钱。

按语：本案为便血案。十二岁少年，中寒湿，先便后血，当为远血，病在胃肠，故予黄土汤加味，温阳健脾，养血止血。黄土，又称灶中黄土、"伏龙肝"，以灶中土坯及泥土久烧发红、发紫者为佳故。本方未用止血之品，而是以寒湿为主攻对象。

二、胎产病诊疗经验

（一）胎产病辨治特色

吴鞠通在妇科病诊治方面也有独到之处。《温病条辨》中专列"解产难"一卷，有论十七篇，详述产后诸证的治疗及保胎等，所论别具新意。其对张仲景妇科学术思想有所继承与发展，自制良方，颇多独特见解，对后人多有启迪。

1. 产后三病

《金匮要略·妇人产后病脉证治》曰："新产妇人有三病：一者病痉，二者病郁冒，三者大便难。"对于产后之证，张仲景认为，痉病是由于产妇血虚，汗出多，筋脉失于濡养，加之表虚，风邪侵袭所致；郁冒，是由于阴液亏损，受寒邪外束所致；大便难，是由于津液耗伤，不能濡润胃肠所致。吴鞠通宗张仲景之意，引尤怡《金匮要略心典》所云："血虚汗出，筋脉失养，风入而益其劲，此筋病也；亡阳血虚，阳气遂厥，而寒复郁之，则头眩而目瞀，此神病也；胃藏津液而灌溉诸阳，亡津液胃燥，则大肠失其润而大便难，此液病也。三者不同，其为亡血伤津则一，故皆为产后所有之病。"吴鞠通遵尤怡之论，产后三证症状虽然不同，但皆以亡血伤津为病变基础，只是分别表现于筋、神、液三方面。以润筋、守神、增液为大法，提出了用一甲复脉汤、二甲复脉汤、三甲复脉汤、大小定风珠及专翁大生膏来治疗，因"皆能润筋，皆能守神，皆能增液故也"。对于单纯大便难者，主张用增液汤来增液行舟。上述方剂对于有外感者仍可灵活应用。

2. 产后瘀血证

吴鞠通论产后瘀血，也继承张仲景学术并有所发展。在论及败血上冲犯及他脏时，指出"败血上冲有三……此败血冲心多死……此败血冲胃……此败血冲肺。大抵冲心者，十难救一；冲胃者，五死五生；冲肺者，十全一二"。认为败血上冲是产后瘀血之危重病症，临床可根据上冲部位的不同，运用适当的治疗方法。败血冲心，用花蕊石散，或琥珀黑龙丹；败血冲胃，用五积散或平胃散加姜、桂；不应，送来复丹；呕逆腹胀，血化为水者，治以下瘀血汤。败血冲肺，症见面赤，呕逆欲死，或喘急者，治以人参、苏木，甚则加芒硝荡涤之。

在治疗癥瘕病的时候，吴鞠通仿《金匮要略》鳖甲煎丸，以鳖甲守神入里，专入肝经血分，能消瘕；与诸虫药同用，取其走者降之意；合桃仁、红花、益母草等味行血，苏木、香附、麝香等味行气；基于气分、血分共同运化之意，创制了化癥回生丹。吴鞠通临证时对于寒凝血瘀的病案，运用张仲景温经汤和胶艾汤加减治疗多获良效。此外，吴鞠通对世人不识药性而误用药物也深为感慨，对产后妄用生化汤，产后不可用白芍，误用芎归等多有议论。明确指出："当归、川芎，为产后要药，然惟血寒而滞者为宜，若血虚而热者断不可用……世人不敢用白芍，而恣用当归、川芎，何其颠倒哉。"他不认同生化汤为"产后必服"之剂，认为产后瘀血腹痛可用，然产后虚证应慎用，反对"不问孕妇之身体、脉象，一概投药"。

3. 产后虚实证

吴鞠通对产后虚实之证力主辨证施治。对于实证的治疗，要求邪势已衰即止。其指出："但治产后之实证，自有妙法，妙法为何，手挥目送是也。手下所治系实证，目中、心中、意中注定是产后。识证真，对病确，一击而罢。"治疗方法上，主张三焦辨证用药，上焦病用药要轻，不能侵犯中焦；治中焦病，不能用重镇，以免侵犯下焦。强调说："治上不犯中，治中不犯下，目中清楚，指下清楚，笔下再清楚，治产后之能事毕矣。"其强调时时维护中、下二焦，即所谓"不诛伐无辜"。这对于保护正气以及虚弱之体康复，具有重要意义。对于产后有外感病在上焦阶段，虽说"治上不犯中"，然用药不可太轻，须用多备少服的方法。至于服药剂量，可以灵活掌握。若服药后外感已解，主张立即补虚。吴鞠通经常运用上述方法，治疗产后温病或暑病，皆很快治愈。在鉴别治疗上，指出腹痛拒按则"化瘀"，喜按即"补络"。对于产后病虚实证的治疗意义颇大。

（二）妇科病、胎产病验案选析

1. 疝瘕案

案例1

马氏，二十四岁。瘕痛十数年不愈，三日一发，或五日、十日一发，或半月一发，发时痛不能食，无一月不发者。与天台乌药散，发时服二钱，痛轻服一钱，不痛时服三五分。一年以外，其瘕化尽，永不再发。

按语："瘕"：病名，出《素问·大奇论》。《诸病源候论·瘕病候》："瘕病者，由寒湿不适，饮食不消，与脏腑相搏，积在腹内，结块瘕痛，随气移动是也。言其虚假不牢，故谓之为瘕也"。本案瘕痛，时作时发，吴鞠通予天台乌药散，坚持服用年余而安。天台乌药散由乌药、木香、炒茴香、青皮、炒高良姜各半两、槟榔两个、川楝子十个、巴豆五十粒组成。功能行气疏肝，散寒止痛。由此可知，本案应为寒凝瘕疝，以寒凝气滞为病因，故予散寒凝、行气滞而达止痛之功。

案例 2

乙酉（1825）八月三十日，王室女，二十岁。肝郁结成癥瘕，左脉沉伏如无，右脉浮弦，下焦血分闭塞极矣，此干血痨之先声也。急宜调情志，切戒怒恼，时刻能以恕字待人，则病可愈矣。治法以宣络为要。新绛纱三钱，桃仁泥三钱，广郁金三钱，苏子霜三钱，旋覆花三钱（包），归横须三钱，降香末三钱，公丁香一钱五分。煮三杯，分三次服。

九月初四日　服前药四帖，六脉沉伏如故，丝毫不起。病重则药轻，于前方内加川椒炭三钱，良姜二钱。再用化癥回生丹早晚各服一丸，服至癥瘕化尽为度，三四百丸均为可定，断不可改弦易辙也。

十月十七日　癥瘕瘀滞，服宣络温经药二十二剂，化癥回生丹四十余丸，业已见效不浅，脉亦生动，经亦畅行。药当减其制。化癥回生丹每早空心只服一丸，效则不必加。切戒生冷、猪肉、介属，可收全功。新绛纱三钱，丹皮五钱，广郁金二钱，香附三钱，旋覆花三钱（包），归横须二钱，降香末二钱，广皮二钱，苏子霜一钱五分。煮三杯，分三次服。此方常服可痊愈。

按语：本案为疝瘕案。患者易怒易躁，肝藏血，肝郁而气滞血阻，经血郁结为癥为瘕。"干血痨"则由于干血内结，瘀滞不通，久则瘀血不去，新血难生，津血不通外荣，症状有经闭不行、身体羸瘦、不思饮食、骨蒸潮热、皮肤甲错、面目黯黑等。本案中吴鞠通称其干血痨，主要指其经水越来越少，甚至停经之果。故吴鞠通以新绛旋覆花汤加味，从疏肝通络、化瘀行气降逆为治，数剂之后，未见起色，加化癥回生丹月余，而经行癥瘕化尽。末案，吴鞠通再嘱其禁忌饮食，宜平和之心态。

2. 胎前案

案例1：胎死不下案

黄氏，三十岁，死胎不下，已三日矣。六脉芤大，心悸甚，汗大出而喘。按俗派金以平胃散加朴、硝，兹阳虚欲脱，前法下咽即死矣。与救逆法，护阳敛汗，阴阳和而胎自下。辽参三钱，牡蛎五钱，莲子五钱，云苓四钱，龙骨五钱，炙甘草三钱，麦冬三钱（朱砂炒）。煮三杯。服一杯而汗减喘定，服二杯而死胎自下，服三杯而神定。以天根月窟膏两补下焦阴阳法，两月而安。

按语：本案为胎死不下案。胎死不下已三日，六脉芤大，心悸汗出而喘，绝非平胃散所宜。因阳虚欲脱，急当回阳救逆，养阴敛汗，以护阳固阴。药后一杯平喘，二杯死胎下，三杯神定。六脉芤大，当视为出血不少，心悸为心血不足，神明无主，汗大出为阴液大损，喘乃欲脱之象。吴鞠通认为养阴敛汗、补气为急速之所。补血养阴非一日之功，故死胎下后，予天根月窟膏阴阳两补善后。

案例2：难产案

关氏，三十九岁。难产三日不下，脉大，年长阴气不足，交骨不开。生龟板八两，煮两碗，尽剂而生。生后补阴而安。

按语：本案是难产案。龟板，咸甘微寒，入肝、肾、心经，滋阴潜阳，补血止血，益肾坚阴，补心安神，吴鞠通用于治难产不下。

案例3：殒胎案

范氏，二十八岁。每殒胎必三月，肝虚而热也，已殒过三次。考古法用桑寄生汤。按寄生汤内用人参五钱，又非二三帖所能保，况业已见红，即人参甚便，亦不能定其必可以保，况力不足者多，能用参者少。且寄生未定其桑也，柳寄生亦复不少，药不真焉能见效。《内经》谓上工治未病，何若于未孕未殒之前，先用药为妙。故用专翕大生膏一料，计二十四斤，每日服一两，分早、中、晚三次。一料尽，又受孕，至二百四十天，仍旧不保。其夫来报，余甚惭愧，自以为计之不善也。其夫云："不然。前此之殒，滑不可解，若不知者然；此次之殒，宛如大生，艰难万状，是药力已到而未足其补之量也，皆久滑难补之故。望先生为加减，急急再做一料，乘月内服起，必可大生也。"于是照前方加重分量，共计生料八十斤，外加嫩麋茸二斤，作细末，和膏内，得干丸药三十斤。以后连生四五胎，无一小产者。

专翁大生膏酸甘咸法：

人参二斤（无力者以制洋参代之），熟地黄三斤，杞子一斤（炒黑），白芍二斤，沙蒺藜一斤，牡蛎一斤，茯苓二斤，五味子半斤，海参二斤（刺大者），麦冬二斤（不去心），乌骨鸡雌雄一对，鲍鱼二斤，龟板一斤（另熬胶），猪脊髓一斤，莲子二斤（湖南），鳖甲一斤（另熬胶），羊腰子八对，芡实三斤，阿胶二斤，鸡子黄二十圆（去白），白蜜一斤。

上药分布四铜锅，忌铁器，搅用铜勺。以有情归有情者二，无情归无情者二，文火细练三昼夜，去渣，再熬六昼夜，陆续合为一锅，煎炼成膏，未下三胶，合蜜和匀，以方中有粉无汁之茯苓、白芍、莲子、芡实为末，合膏为丸。每服二钱，渐加至三钱，日三服，一日一两，期年为度。每殒胎必三月，肝虚而热者，加天冬一斤，同熬膏，再加鹿茸二十四两为末。本方以阴生于八，成于七，故用三七二十一之奇方，守阴也。加方用阳生于七，成于八，三八二十四之偶方，以生胎之阳也。古法通方多用偶，守方多用奇，阴阳互也。或加桑寄生一斤。

方论：夫乾，其动也直，其静也专，是以大生焉；夫坤，其动也辟，其静也翕，是以广生焉。此方法乾坤之静，取静以制动之义，专治阳极而亢，阴衰而燥，如产后血虚郁冒，自汗出，大便难，痉疭，俗名惊风，每殒胎必三月，温热误下、误汗，邪退后，阴之所存无几，一切阴虚而阳不损之症，荟萃三阴柔药，半用血肉有情、蠕动而不呆板之物，养阴最速，接其生气，而以收藏纳缩之少阴为主。盖阳主开，阴主闭，故从来治肾以大封大固为主。经云肾为封藏之本。兼湿、燥、寒三项阴邪之病者，禁用。

按语： 本案为殒胎案。殒胎，即滑胎，亦名数堕胎，指连续发生三次以上自然流产者。其病因多为气虚、肾虚、血热、外伤等。吴鞠通力主使用专翕大生膏，补下焦之阴，并详析了功效和用药方法，首次服二十四斤，二次服三十斤，终至连生四五胎，无一小产者，大功告成。

3. 产后案

案例 1：产后痉疯案

丁亥（1827）四月十二日，某氏，三十岁。产后感受风温，自汗，身热，七八日不解。现在脉沉数，邪陷下焦，痉疯，俗云产后惊风。与复脉法，但须先轻后重。细生地四钱，麦冬四钱（不去心），火麻仁二钱，生白芍二钱，丹皮三钱，炙甘草一钱，生鳖甲五钱（打碎），阿胶二钱。煮三杯，分三次服。

十四日 产后阴虚，又感风温，身热，与复脉法，身热已退，但脉仍数，虚未能复。仍宗前法而进之。丹参三钱，大生地五钱，生牡蛎五钱，炒白芍三钱，生鳖甲五钱，麻仁三钱，麦冬三钱（不去心），炙甘草二钱，丹皮三钱，阿胶三钱。浓煎三茶杯，分三次服。二帖。

按语： 产后风温七八日不解，邪陷下焦而痉疯。产后外感风温，本病初应清热祛风疏解即可，但本案七八日未解，继而温邪伤阴，更有产后阴虚血少在前，正不胜邪，温邪入里并陷下焦发为痉疯。乃肝血空虚，不能荣筋肢末，以致手足抽搐，有似"中风"之状，更有口噤咬牙，角弓反张，此气血大虚之恶候，故为产后痉疯，"瘛"与痉通，是指筋脉拘急；"疯"是指筋脉弛张。产后痉疯正如《妇人良大全》所云："是产后血虚、阴血不足，筋失濡养所引起，以抽搐为主病证，不应从"风"治之。宜大补气血，方用人参养荣汤加味"，本案为"产后瘛疭"属血少血虚，故用从养阴、滋阴、潜阳、养血为主，也含复脉之意，故云复脉法。

案例2：产后恶露不行案

癸亥（1803）五月二十六日，丁氏，二十八岁。血与水搏，产后恶露不行，腹坚大拒按，神思昏冒，其为瘀血上攻无疑。归尾五钱，藏红花三钱，川芎一钱，桃仁三钱，两头尖三钱。煮三杯，分三次服。间服化癥回生丹五丸。

二十七日　血化为水，瘀滞攻心，昨已危急，因用回生丹，以直入厥阴阴络之两头尖为向导，续下瘀滞，而神气已清，但瘀滞尚多。议以化癥回生丹缓攻为宜。藏红花二钱，泽兰二钱，两头尖三钱，广郁金三钱。煮两杯，渣再煮一杯，分三次服。化癥回生丹三丸，每次和服一丸。

二十八日　腹中无处不痛，脉沉数有力，瘀血尚多。归尾五钱，元胡索四钱，泽兰三钱，桃仁三钱，京三棱三钱，莪术三钱，红花二钱，两头尖五钱，川芎一钱五分。煮四杯，每杯和化癥回生丹一丸服。

二十九日　瘀滞已去不少，腹痛减去八九。《经》谓大毒治病，十衰其六，即无毒治病，十衰其九，勿使过剂。今日头晕而冒，视歧，见两物，不可孟浪再与攻瘀。议七味丸加车前子、牛膝、琥珀，一面摄少阴生气，一面宣络脉之血，方为合拍。此时生死相关之际，不可不精细也。茯苓四钱（炒黄），熟地炭八钱，肉桂三钱（炒焦），炒泽泻六钱，黄肉炭三钱，丹皮四钱（炒焦），山药三钱（炒焦），车前子四钱，牛膝四钱。共炒炭，煮成三碗，又加琥珀细末九分，分三次冲服。

三十日　同前。

六月初一日　瘀血随冲气上攻，神昏。又用化癥回生丹五丸。

初二日　前用摄少阴、开太阳法，小便稍利，肿胀微消，但冲气上动，咳而不寐。议伐肾邪以止冲气，和胃以令寐。茯苓块八钱（连皮），半夏六钱，紫石英三钱（生，研细），桂枝木三钱，秫米一撮，制五味一钱。甘澜水煮成三杯，分三次服。

初三日　昨与伐冲气，兼和胃，业已见效，仍宗前法。腰冷，少腹胀，加小茴香。猪苓三钱，茯苓块八钱（连皮），半夏八钱，泽泻三钱，老厚朴一钱，秫米一合，桂枝三钱，小茴香一钱五分（炒炭）。甘澜水煮成三杯，分三次服。二帖。

初五日　脉渐小，为病退。左关独大，为肝旺。夜间气上冲胸，浊阴随肝阳上升之故。产后阴虚，不敢峻攻。食少，宜开太阳，兼与和胃。茯苓块五钱（连皮），桂枝三钱，小枳实一钱（打碎），旋覆花三钱（包），泽泻三钱，五味子一钱（制），焦白芍三钱，半夏六钱，广皮炭一钱五分，广郁金一钱五分，泽兰一钱五分。煮三杯，分三次服。二帖。

初七日　诸症悉除，惟余痰饮咳嗽，喘满短气，胸痹，皆系应有之症，无足怪者。《经》谓病痰饮者，冬夏难治，况十数年之痼疾，又届产后乎！桂枝五钱，姜半夏六钱，厚朴二钱，桂心三分（冲），生薏仁五钱，薤白一钱五分，猪苓三钱，茯苓皮五钱，广皮二钱，泽泻三钱。煮三大杯，分三次服。二帖。

按语：本案为产后恶露不行。患者素有痰饮，产后恶露不行，腹坚大拒按、神昏，恶露瘀阻聚而成癥成积，瘀积上攻心窍而神昏，治当攻瘀破滞，化癥去恶，组方取桃仁四物之意加两头尖（竹节香附），引药入厥阴胞宫，辛热，消痈肿。方中藏红花三钱，藏红花少量则养血，重用则破血，常用量五分至一钱，本方用三钱已无养血之用，反起破瘀化滞之功。更加服化癥回生丹。化癥回生丹为吴鞠通所创，功用为活血化瘀、破积消坚，治燥气久延下焦，搏于血分而致癥病及癥结不散；妇人痛经经闭；产后瘀血腹痛；跌打损伤；瘀滞疼痛等证。七味全称为"七味地黄丸"即六味地黄丸加肉桂。

本案中，"冒"应指头晕而恍恍惚惚之态。冲气，冲脉之气上逆之意。冲脉起于下焦，自小腹内起始，下出于会阴部，故伐肾邪亦为伐冲脉上逆之气。患者因瘀血随冲气上攻，扰乱神明，治用和解中焦，转动中枢，中焦平和，可阻断冲气犯上之举。因其腰冷，少腹胀，加小茴香取其温中散寒之意。"左关"为肝脉，"独大"为木旺，木为将相，位在胁，横则乘土，逆乱上乘冲胸则扰神，先以疏泄肝木而降浊阴上逆之势，开太阳行浊阴之道，举中焦之阳，消浊阴凝聚之乱。案末陈痰积饮，病随诸症安而显现，化饮当以温阳健脾利水为要，药以桂枝、姜半夏、生薏仁、猪苓、茯苓皮、广皮等。

案例3：产后三病案

王氏。郁冒，自汗出，大便难，产后三大症俱备。因血虚极而身热发厥，六脉散大。俗云产后惊风，不知皆内症也，断断不可误认外感症。议翕摄真阴法。大生地六钱，麦冬三钱（不去心），白芍二钱（炒），生龟板五钱，阿胶三钱，五味子一钱（制），生牡蛎三钱，鲍鱼三钱，炙甘草一钱，鸡子黄二枚，去渣后搅入，上火二三沸海参二条。煮三杯，分三次服。

又，夜间汗多，加龙骨三钱。又，产后郁冒，自汗出，六日不大便，血少而淡。一以增津补液为主。元参五钱，大生地六钱，洋参一钱，麻仁五钱，炒白芍三钱，鲍鱼四钱，麦冬四钱（不去心），生龟板三钱，海参三条，阿胶三钱，五味子一钱五分，炙甘草一钱五分，白蜜一酒杯（得大便去此）。煮三大杯，分三次服。见大便，去元参。又，于前方内去洋参、甘草。

按语：产后三病，《金匮要略·妇人产后病脉证并治》："新产妇人有三病：一者，病痉；二者，病郁冒；三者，大便难。"因产后血虚多汗出，易中风邪，血虚不能濡养筋脉，风邪易于化燥伤津，故令病痉；亡血汗多腠理不密，寒邪乘虚侵袭，正气内虚不能驱邪外达，反逆而上冲，故令郁冒。

亡血伤津，肠胃失濡，故大便难。郁冒者，郁指郁结而气不舒，冒指昏冒而神不清。自汗出者，正虚卫阳不固，腠理失密而汗自出。大便难者，大便难解也。本案三难俱备，并伴身热发厥，六脉散大。厥，非痉亦非厥逆；身热，非恶寒发热外感；当区别识之。故吴鞠通予翕摄真阴法，其理为血少阴伤，予养阴填镇潜阳，组方以阿胶鸡子黄汤养血滋阴，柔肝息风，合三甲复脉汤加味滋阴潜镇。

案例4：产后腰痛案

吕氏，二十七岁。产后腰痛不可忍，八脉虚而受寒。桂枝三钱，安边桂二钱，杏仁三钱，鹿茸三钱，鹿角霜三钱，炒杜仲三钱，苍术三钱，枸杞子三钱（炒），牛膝二钱。煮三杯，分三次服。服十余帖而大安。

按语： 此案为产后腰痛。多因产时劳伤肾气，肾无所主，败血阻滞带脉，真气内虚，外邪乘之，或产后起居不填，闪挫腰部，伤及肾经带脉所致。产伤肾气者，症见腰部隐痛，耳鸣，治宜壮腰补肾为主。本案产后伴腰痛，侧重肾虚寒。其组方颇为特殊，桂枝、肉桂并用；鹿茸、鹿角霜并用；苍术、牛膝并用；杜仲、枸杞并用。桂枝与肉桂同为温阳，一表一里，表里兼顾；鹿角霜温肾阳壮肾火，鹿茸温肾壮阳，入肾络，一温一壮；牛膝、苍术，一补一燥，补燥同施而不壅塞；杜仲、枸杞炒用，滋肾阴，一补一润，补润并用而不伤阴。八脉虚而有寒，当温，当补，当散，既解外寒，又温下焦。肉桂燥有枸杞来润；二鹿温壮，有杜仲之缓；温壮补益有动乱之变，有牛膝以导引下行入肾。独杏仁一味宣肺气，肺气输布有度，使亏则盈，盈则流变，上下贯通，可看出其组方颇费心机，面面俱到。

案例5：产后不寐案

秀氏，三十二岁。产后不寐，脉弦，呛咳，与灵枢半夏汤。先用半夏一两，不应；次服二两，得熟寐；又减至一两，仍不寐；又加至二两，又得寐；又减，又不得寐。于是竟用二两。服七八帖后，以外台茯苓饮收功。

按语: 本案为产后不寐。不寐病多为血虚心无所主而不寐, 血少者肝无所藏也可致难寐, 本案为肝胃不和, "胃不和则卧不安", 因此服半夏秫米汤适量而安。

4. 阴吹案

英氏　三十八岁。阴吹。按《金匮》妇人门之阴吹, 治以猪膏发煎, 纯然补阴, 注谓肠胃俱槁。再按肠胃俱槁, 阴不足者, 阳必有余, 脉当数, 面与唇舌当赤, 口当渴。兹面青, 脉弦而迟, 不食不饥, 不便不寐, 盖痰饮盘踞胃中, 津液不行大肠, 肠虽槁而胃不槁, 议通幽门法。半夏一两, 桂枝六钱, 广皮五钱, 枳实八钱。煮三杯, 分三次服。服一帖而减, 三帖而退。惟余痰饮, 调理脾胃数月而痰饮亦愈。

按语: 此案为阴吹案。痰饮并发阴吹, 予温润通下, 猪膏发煎合理气健脾化痰饮可安。

5. 月经不调案

案例1: 闭经案

杨室女, 二十一岁。经停一年, 腹有瘕痕, 寒热往来, 食少, 肝阳郁勃下陷, 木来克土。先与提少阳生发之气。姜半夏五钱, 桂枝三钱, 全当归二钱, 焦白芍三钱, 青蒿一钱, 白蔻仁二钱, 生薏仁五钱, 广皮二钱, 黄芩炭二钱。煮三杯, 分三次服。服三四帖, 而寒热尽退。

再与天台乌药散, 每日早晚各服一钱, 驱脏中之浊阴, 即所以通下焦之阳气。不惟通下焦之阳, 亦且大通胃阳。胃阳得开而健食, 健食而生血。所谓受气(谓谷气)取汁(取胃汁), 变化而赤, 是为血。此血也, 心主之, 脾统之, 肝藏之。由肝下注冲脉。在男子, 上潮于唇, 生须髭; 在女子, 下泄为经。故此方服二十余日, 而瘕散经通矣。盖巴豆多用则杀人, 少用则和胃。此方中用巴豆之气, 而不用其质, 少之又少, 既能祛下焦之浊阴, 又能通胃中之真阳。以胃虽受浊而最恶浊, 驱阴正所以护阳, 通阳正所以驱浊。一笔文字，而两面俱醒。此其所以见效若神也。伏暑门中医王氏之方，亦同此义。

按语： 本案为闭经案。癥瘕之症停经年余而不予"化癥回生丹"之类化癥消积，而反予天台乌药散，因患者肝气郁滞下陷，瘀阻成癥、成瘕，天台乌药散行气疏肝，散寒止痛，余理吴公解之已详。

案例 2：崩漏案

乙酉（1825）八月十九日，余氏，二十三岁。无论半产与暴崩，六脉沉软而细如伏，阳虚体质。产后漏经半年。经止后一年有余，忽来如崩，又疑半产。一以温经为要。阿胶四钱（去渣后化入），小茴香四钱（炒炭），干姜炭三钱，艾四钱，全当归二钱，炙甘草二钱。煮两大茶杯，分二次服。四帖。

二十三日　经停年余始行，故多若暴崩，脉沉细若伏，少腹痛甚，故用胶艾汤温经，兹又感受燥金寒湿，面肿胸痛而泄，少腹痛拒按，舌上白苔满布。仍与温法，去守补之阿胶、甘草。艾叶炭五钱，炮姜五钱，小茴香三钱（炒炭），姜半夏五钱，云苓五钱，淡吴萸三钱，生薏仁五钱，全归二钱，川椒炭三钱，降香末三钱。煮三杯，分三次服。

二十七日　经色全然不赤，面肿已消，似当用补。但六脉滑甚，舌苔较前虽薄，仍然纯白，腹中按之则胀，少腹仍痛，湿邪之归下焦者未消。仍与温经行湿。艾叶炭五钱，薏仁五钱，车前子五钱，姜半夏五钱，白通草一钱，炮姜三钱，大腹皮三钱，云苓皮五钱，厚朴二钱，小茴香三钱（炒炭），广皮二钱，益母草膏二钱。煮三杯，分三次服。

九月初一日　停经一年有余，经通后，舌白滑，五日前面肿腹痛，带下特甚，其为带脉之寒湿下注无疑。艾叶炭五钱，薏仁五钱，车前子三钱，小茴香五钱（炒炭），草薢五钱，白通草一钱，姜半夏三钱，全归三钱，益母膏二钱，大腹皮三钱，炮姜三钱。煮三杯，分三次服。服三帖而大安。

十六日　湿多成五泄，兼之口糜，与五苓散法加薏仁、木通。猪苓五钱，云苓皮五钱，桂枝一钱，泽泻五钱，苍术炭一钱，木通二钱，薏仁五钱。煮三杯，分三次服。服二帖痊愈。

十一月十四日　带症已久，不时举发。经不调，六脉阳微之极，皆产后受伤，虚不肯复之故。治在八脉，非通补奇经丸不可。且与汤剂行湿而温经。体厚脉细易肿者，湿多，此方不妨多服。云苓皮六钱，全归三钱，紫石英三钱，川草薢六钱，艾叶炭三钱，莲子五钱（去心，连皮），炒杞子三钱，小茴香三钱，芡实五钱。煮三杯，分三次服。

通补奇经丸方：带下本系八脉虚寒之病，久带则下焦愈虚，古人所以有漏卮之喻也。一以通补八脉为要。此证阳虚兼湿，一用熟地、萸肉阴柔之品，断无生理。鹿茸胶四两，鹿茸八两，沙蒺藜四两，肉苁蓉六两，小茴香六两（炒炭），人参四两，补骨脂四两，川草薢六两，当归六两，炙龟板四两，乌贼骨四两，桑螵蛸六两，生牡蛎六两，杜仲炭二两，紫石英二两（生，研），枸杞子四两。上为细末，益母膏和丸，如小梧子大。每服三钱，早晚各服一次。不知，午刻加一次。暂戒猪肉，永戒生冷。若不能戒，不必服药。间服震灵丸四五十丸。

按语：本案为崩漏案。本病多发生于青春期及更年期妇人，多因血热、气虚、肝肾阴虚、血瘀、气郁等因素，以致冲任不固所致。治崩要以止血为先，以防晕绝虚脱，待血少或血止后，可审因论治，亦即急则治标，缓者治本为原则。"漏"又称"漏下"，古"漏"与"瘘"通用，《诸病源候论》卷三十八："漏下者，由劳伤血气，冲任之脉虚损故也，冲脉任脉为十二经脉之海，皆出于胞宫，而手太阳、小肠之经也，手少阴心之经也，此二经走上为乳汁，下为月水，妇人经脉调适，则月下以时，若劳伤者，以冲任之气虚损，不能制其经脉，故血非时下，淋沥不断谓之漏下也。"本案为产后漏、崩连续交替并见。因其产后，更有六脉沉细而伏，阳虚之意拟方。吴鞠通予温经养血法，以胶艾汤加温经之味。后期，月经不调，六脉阳微之极，皆产后受伤，虚不肯复之故。治在八脉，非通补奇经丸不可。通补奇经丸，吴鞠通所创甘咸微辛法。温肾益气固摄和血为组方，为妇科常用方药。最后吴鞠通还指出服药禁忌，禁食生冷。

6. 带下案

案例 1

李氏，三十五岁。久带，甚至流入跗踵，可谓狂带矣。脉弦数，下焦阴阳八脉皆虚。与天根月窟膏，每日一两，分早、中、晚三次服。服至百日外而愈。

按语： 本案久带为虚，吴鞠通予以"天根月窟膏"。天根月窟膏主治"妇人产后下亏，淋带瘕癖，胞宫虚寒无子，数数殒胎，或少年生育过多，年老腰膝尻胯酸痛者。"药以鹿茸、乌骨鸡、鲍鱼、鹿角胶、鸡子黄、海参、龟板、羊腰子、桑螵蛸、乌贼骨、茯苓、牡蛎、洋参、菟丝子、龙骨、莲子、桂圆肉、熟地、沙苑蒺藜、白芍、芡实、归身、小茴香、补骨脂、枸杞子、肉苁蓉、萸肉、紫石英、生杜仲、牛膝、草薢、白蜜等血肉有情、益肾填精之品制膏而成，阴阳两补，通守兼施。

案例 2

戊子（1828）二月初十日，达女，十七岁。初因内伤生冷，又加伏暑中之湿热，去冬寒热频仍可知，以致经闭、淋、带、腹痛等症。现在食太少，大便溏。议先与和腑。经谓二阳之病发心脾，女子不月。应从此处入手，近世罕知之。再补土者，必先行湿，土恶湿故也。姜半夏五钱，薏仁五钱，川椒炭二钱，云苓块五钱，草薢五钱，白蔻仁一钱，益智仁二钱，广皮二钱。煮三杯，分三次服。

十三日　照前方再服三帖。

十七日　瘕气绕脐痛，少腹亦时痛。天台乌药散二两，每服一钱，分早、中、晚夜四次服，淡姜汤和。如痛甚，服二钱。服二三日后再商。

二十一日　腹痛已减，胃亦渐开。脉仍弦数，肢倦。与宣肝络之中，兼两和肝胃。新绛纱三钱，归须二钱，姜半夏五钱，郁金二钱，旋覆花三钱（包），降香末三钱，云苓块五钱，广皮三钱，益智仁三钱，生薏仁五钱。煮三杯，分三次服。每日空心服天台乌药散五六分。此方服十二帖，胃渐开，腹痛止，肢倦减，面色稍红。

按语：本案因伏暑湿邪困下为带证。初治从温燥，健脾利湿，半夏、薏仁、川椒炭、云苓块、萆薢、白蔻仁为要药。后期从疏肝理气通络、化郁善后而果，应首案"二阳之病发心脾"之语。

三、小儿病诊疗经验

（一）小儿病辨治特色

吴鞠通在《温病条辨·解儿难》中，在小儿生理、病变特点及诊断、治疗方面，也提出了许多独到的见解，在儿科学方面也具有一定建树。

1. 小儿养护的原则

在小儿养护方面，吴鞠通强调说："小儿无冻饿之患，有饱暖之灾。"其针对衣着温暖过度之害说："全赖明医参透此理，于平日预先告谕儿之父母，勿令过暖汗多亡血，暗中少却无穷之病矣。"对于饮食过饱致病，吴鞠通说："盖小儿之脏腑薄弱，能化一合者，与一合半，即不能化，而脾气郁矣。再小儿初能饮食，见食即爱，不择粗细，不知满足。及脾气已郁而不舍，有拘急之象，儿之父母犹认为饥渴而强与之食。日复一日，脾因郁而水谷之气不化，水谷之气不化脾愈郁，不为胃行津液，湿斯停矣。"吴鞠通这种养育小儿"宁饥勿饱，宁寒勿暖"的观点，在今天更具有现实的指导意义。

此外，吴鞠通还对医者提出未病先防、既病防变的治未病要求。指出：

"细观叶案治法之妙，全在见吐泻时，先防其痉，非于既痉而后设法也。故余前治六淫之痉，亦同此法，所谓上工不治已病治未病，圣人不治已乱治未乱也。"吴鞠通禀承《黄帝内经》"治未病"思想，"于平日预先告谕儿之父母，勿令过暖汗多亡血，暗中少却无穷之病矣，所谓治未病也"。二要既病防变，防微杜渐，"细观叶案治法之妙，全在见吐泻时，先防其痉，非于既痉而后设法也"。吴鞠通重视儿科调摄和养护，也体现了未病先防、防重于治的思想。

2. 小儿生理及病变特点

吴鞠通对小儿为纯阳之体的说法有着独特的见解。《小儿药证直诀·四库全书目录摘要》说："小儿纯阳，无须益火。"刘河间《宣明论方·小儿门》说："大概小儿病者，纯阳多热，冷少。"明代万密斋《育婴家秘·鞠养以慎其疾四》说："小儿纯阳之气，嫌于无阴。"清代叶天士《临证指南医案·幼科要略》也说："按襁褓小儿，体属纯阳，所患热病最多。"吴鞠通在此基础上，对"纯阳"之说进行阐发说："古称小儿纯阳，此丹灶家言，谓其未曾破身耳，非盛阳之谓。"明确地指出了"纯阳"非"盛阳"之义。因而小儿阳气虽显，实也稚嫩。吴鞠通将稚阳稚阴之说并举，认为"小儿脏腑薄，藩篱疏，易于传变；肌肤嫩，神气怯，易于感触"，小儿卫气不固、肌肤柔嫩、神气怯弱，加上寒温不能自调，乳食不能自节，故较成人易感时邪。又因脏薄肤嫩，不耐邪之侵袭，传变亦较速。如风温、春温、暑温等，感邪则易从阳化热、由温化火而传变。

3. 小儿病须四诊合参

清·夏鼎《幼科铁镜·望形色审苗窍从外知内》曰："望、闻、问、切，医家之不可少一者也，在大方脉则然，而小儿科，则惟一望为主。"吴鞠通深谙此理，认为"古称难治者，莫如小儿，名之曰哑科。以其疾痛烦苦，不能自达。"其在论述痘证"行浆务令满足论"时也说："近时之弊，大约有三……二由于不识浆色，此目力之不精也。"可见其诊断小儿疾病，强调四诊合参，尤重望诊。

　　吴鞠通认为，小儿病因相对单纯，"唯较之成人，无七情六欲之伤，外不过六淫，内不过饮食胎毒而已"，很少受情志因素影响。且小儿生机蓬勃，发育迅速，只要熟谙发病特点、转化规律，轻病容易治愈。重病若及时诊治，护理得宜，大多数也能获得痊愈。吴鞠通关于小儿易感时邪，易传易变；首创"暑温"病名及对小儿暑痉的论述，完善了温病学说。吴鞠通对儿科医生提出了较高的要求，指出"不精于方脉妇科，透彻生化之源者，断不能作儿科也"。他痛斥那些"不求岁气，不畏天和，统举四时，率投三法，毫无知识，囿于见闻，并不知察色之谓何、声之谓何"的儿科医生。并对那些不求精细辨证，"头痛医头""执痉以求痉"的儿科医生也予以批驳。他认为"心如澄潭，目如智珠，笔如分水犀者"，方能担当起儿科之重任。

4. 小儿用药原则

　　吴鞠通结合小儿的生理及病变特点，提出了小儿用药原则。认为"其用药也，稍呆则滞，稍重则伤，稍不对证，则莫知其乡，捉风捕影，转救转剧，转去转远"。主张小儿用药，贵在轻灵、中病即效，过则有伤正之虞。同时指出，小儿生机蓬勃，不可过用苦寒之品，以防伐生生之气。如调小儿之味，酸甘化阴时宜甘多酸少。吴鞠通批评"世人以小儿为纯阳"而重用"苦寒"药，强调"苦寒药，儿科之大禁"，并指出"小儿之火，惟壮火可减，若少火则所赖以生者，何可恣用苦寒以清之哉"。虽如此，吴鞠通又看到，小儿"惟较之成人，无七情六欲之伤，外不过六淫，内不过饮食胎毒"，治以"存阴退热为第一妙法"。此"存阴退热，莫过六味之酸甘化阴也，性温润中，与辛淡合用，燥火则不可也"。

　　吴鞠通对痉、疳、痘、疹四证用药，也皆有独到之处。如治痉病，"风温之病痘者轻而少，温热之致痘者多而重也。药之轻重浅深，视病之轻重浅深而已"。强调儿科用药"分量或用四分之一，或用四分之二，量儿之壮弱大小加减之"。痘证初起，在发疹期，若痘疮发出稀少，吴鞠通认为在痘疮初起的前3～4天，还是应该服用一付辛凉解毒的药，不需多服。而痘疮发生七八天的时候，宜用一付甘温托毒的药，最多不超过两付，使痘疮胀起，灌浆托毒外出。指出"大约辛凉解肌、芳香透络、化浊解毒者，十之七八；本身气血虚寒，用温煦保元者，十之二三""痘证禁表药"。此外，还对发汗解表药麻黄、羌活，疳疾用全蝎，痘疹用大黄，以及钱仲阳泻白散等方药的利弊，逐一进行了论述。皆颇具心得，可择善而从。吴鞠通创立了不少行之有效的儿科方药，沿用至今。

（二）小儿病验案选析

1. 小儿食积案

案例1

乙酉（1825）七月十一日，金男，三岁。幼孩手心热，舌苔厚而浊，呕吐，食积也。法当和胃而醒脾，宜降不宜升。藿香梗二钱，半夏二钱，广皮炭一钱，焦神曲一钱五分，厚朴一钱五分，鸡内金一钱，白豆蔻三分（研），薏仁二钱（研），煨生姜三小片。

十三日　热退脉平，以调理脾胃为主。茯苓块三钱，半夏一钱，白扁豆一钱，炒白术二钱，山药一钱（炒），广皮炭六分，炒神曲一钱，厚朴六分。

二十三日　泄久脾虚，将成滞下。焦白芍一钱，茯苓二钱，煨益智五分，广木香八分，厚朴二钱，鸡内金二钱，焦神曲二钱，薏仁三钱，广皮炭一钱五分，黄芩炭八分。

按语：本案为食积案。幼孩手心热，舌苔厚而浊，呕吐，食积也。法当和胃而醒脾，宜降不宜升。以芳香健脾、降逆理气、化滞消积拟方，热退脉平则以调理脾胃为主。泻久脾虚，将成滞下。治疗仅厚朴、生薏苡仁、广皮炭、焦神曲、云苓块、益智仁、鸡内金、广木香健脾和胃消食，行气导滞，黄芩炭、焦白芍清热化湿。

案例 2

乙酉（1825）七月初一日，陶，二岁。幼孩手心热甚，舌微黄，身微热，体瘦，神不足，防成疳疾。与疏补中焦，兼之消食。云苓块三钱，薏仁三钱，广皮炭一钱，炒神曲一钱，厚朴八分，鸡内金一钱，益智仁七分。煮三小杯，分三次服。三帖而愈。

按语： 本案为食积案。幼孩手心热甚，舌微黄，身微热，体瘦，神不足，防成疳疾。故本案用药以云苓、薏仁、广皮炭、炒神曲、厚朴、鸡内金、益智仁，消食滞健脾，助运为宜，疏通与补益中焦并举。

2. 小儿飧泄案

案例 1

甲申（1824）六月十三日，章男，十一个月。泄久伤脾，恐成柔痓，俗所谓慢脾风。议疏补中焦。茯苓块三钱，厚朴一钱，煨肉果一钱，炒薏仁三钱，莲子三钱（连皮，去心），炒扁豆二钱，广木香五分，芡实一钱五分，广皮炭八分。

十四日　今日仍用通补而进之。茯苓块二钱，人参五分，煨肉果一钱，炒薏仁二钱，半夏二钱，小茴香一钱，藿香梗八分，厚朴八分，焦神曲八分，广木香七分，扁豆三钱（炒），广皮炭八分。

十六日　疏补中焦，业已见效，仍不能外此法。茯苓块三钱，人参五分，煨肉果一钱五分，薏苡仁三钱（炒），於术一钱，炒扁豆三钱，藿香梗八分，半夏二钱，广皮炭八分，广木香八分，厚朴八分。

十七日　神气声音稍健，皮热亦觉平和，大有起色，但积虚非但晚可充。茯苓块三钱，人参五分，肉果霜一钱五分，怀山药一钱五分，半夏二钱，炒扁豆二钱，广木香八分，莲子二钱，广皮炭一钱五分。

十八日 舌有黄苔，小便黄，微有积，皆脾虚不运之故。且暂停参药，加宣通法。茯苓块三钱，於术一钱，白蔻仁五分，生薏仁三钱，半夏二钱（炒），鸡内金二钱，煨肉果一钱，厚朴一钱，广皮炭八分，广木香七分，莲子二钱（去心）。

十九日 大便有不化之形。思乳食为血肉有情，应于疏补之中，加消血肉积者。茯苓块三钱，薏仁三钱，白蔻仁三分，煨肉果一钱，厚朴一钱五分，鸡内金一钱（炒），南楂肉一钱，神曲八分，广皮炭一钱，广木香七分。

二十日 脾虚火衰，则食物有不化之形；肝肾与冲脉伏寒，怒甚则疝痛。制茅术一钱，茯苓一钱，煨肉果一钱五分，小茴香二钱（炒黑），薏仁三钱，白蔻仁五分，南楂炭一钱五分，乌药八分，广皮炭八分，广木香一钱，青皮六分。

二十二日 通补中下。茯苓块三钱，人参三钱，小茴香一钱五分（炒黑），煨肉果一钱，薏仁一钱五分，白蔻仁五分，广木香六分，苍术八分（制），南楂炭八分。

按语：此案为小儿飧泄案。飧泄，是肝郁脾虚，清气不升所致。临床主要表现为大便泄泻清稀，并伴有不消化的食物残渣，肠鸣腹痛，脉弦缓等。因久泄伤脾，治疗以健脾补气，建中疏导为主。

案例2

乙酉（1825）八月初六日，孟，十五岁。伏暑泄泻，加以停食，欲泻腹痛，泻后痛减，防成滞下。与五苓散加消食。脉弦细而缓。云苓皮五钱，桂枝三钱，南楂炭二钱，苍术炭三钱，猪苓三钱，小枳实二钱，炒神曲四钱，泽泻三钱，广皮炭四钱，川椒炭二钱。

一月后复诊，病已大愈。善后方与调理脾胃。

按语：此案为暑湿泄泻，兼有食积。已属太阴，宣通三焦已非所宜，治太阴，宜健脾，予以健脾化湿和胃消滞为主，后期调和脾胃，预后良好。

3. 小儿伏暑案

周，五岁。本系伏暑，误以为风寒挟食，发表消导，致邪气深入下焦血分，夜热早凉，与煎厥、瘅疟相似。食减，脉大，汗多，便结。先与救阳明之阴。元参五钱，梨汁一酒杯，荸荠汁一酒杯，麦冬五钱（不去心），藕汁一酒杯，芦根汁一酒杯。三帖。

按语：本案为伏暑误治。煎厥，一为虚损，精绝所致昏厥之证，《素问·生气通天论》："阳气者，烦劳则张，精绝，辟积于夏，使人煎厥，目盲不可以视，耳闭不可以听，溃溃乎若坏都，汩汩乎不可止。"二指阳气抑郁不伸，气煎迫而厥逆者，《素问·脉解篇》："少气善怒者，阳气不治，则阳气不得出，肝气当治而未得，故善怒，善怒者名煎厥。"本案所指误治当属前者之煎厥，与瘅疟相似，以伤阴为前提，治宜五汁饮加减。伏暑治疗禁忌：不可妄用发散、消导攻伐、补腻之剂、寒凉太过。因邪气深入下焦血分，夜热早凉，应注意顾护阴液。

4. 小儿咳嗽案

案例1

癸亥（1803）七月十一日，郭男，八岁。咳而呕，胃咳也。痰涎壅塞，喘满气短。半夏三钱，茯苓块三钱，薏仁三钱，杏仁二钱，小枳实一钱，陈皮一钱，苏梗二钱，藿香梗一钱，生姜二钱。

十八日　即于前方内去藿香梗、苏梗，加半夏二钱，苦葶苈一钱五分，苏子二钱。再服一帖。

二十日　小儿脾虚，湿重胃咳。茯苓块三钱，半夏六钱，焦神曲二钱，生薏仁五钱，杏仁三钱，苏子霜一钱五分，旋覆花三钱（包），扁豆三钱，生姜汁每次冲三小匙，小枳实一钱五分。

二十二日　即于前方内去焦神曲，加杏仁二钱，苏子霜一钱五分，广皮三钱。服十帖。

按语： 本案为胃咳。《素问·咳论》："脾咳不已，则胃受制之；胃咳之状，咳而呕。"此为胃气上逆所致咳嗽。症见咳嗽、呕吐，伴见痰涎壅盛，喘满气短等症。治宜和胃降逆、化痰止咳，方用二陈汤加味。复诊脾虚湿重，当防邪伤太阴脾，故复诊时从脾肺并治。方加旋覆花消痰下气，苏子霜降气平喘，以白扁豆、广皮、生薏仁、茯苓等化湿和胃。

案例 2

吴，三岁，五岁，八岁。三幼孩连咳数十声不止，八岁者且衄。与千金苇茎汤加苦葶苈子三钱。有二帖愈者，有三四帖愈者。第三四帖减葶苈子之半，甚衄者加白茅根五钱。

按语： 本案为小儿咳嗽。《千金》苇茎汤中，苇茎甘寒轻浮、清肺泻热；葶苈子泻肺降气与诸药共成清肺化痰之剂，衄者加白茅根以凉血止血、清热解毒，又可治疗肺热咳喘。

案例 3

乙丑（1829）二月初十日，李女，四岁。风温夹痰饮，喘咳，壮热太甚。势甚危急，勉与宣肺络、清肺热法。生石膏末二两，杏仁五钱，芦根五钱，苦葶苈子三钱，黄芩三钱（炒）。煮三杯，分三次服。

十二日　温热夹痰饮，喘咳。生石膏二钱，杏仁四钱，茯苓皮三钱，苦葶苈一钱五分（炒，研），芦根五钱，冬瓜仁三钱。煮三小杯，分三次服。服此方二帖而烧退。

按语： 本案为风热犯肺咳嗽重证。病发于春天温暖多风或冬天应寒反温的季节。发病较急，初起有发热、微恶寒、咳嗽等肺卫表证，传变迅速，易见逆传心包证候。病程中常出现泻热壅肺，气急痰鸣之症。治宜清热宣肺化痰为要。方以石膏、黄芩清肺热，葶苈子泻肺平喘，芦根清热生津，杏仁润肺止咳。石膏由首剂的二钱加至复诊二两，加强清热泻火之功效，热退后患儿转危为安。

5. 小儿暑温案

案例 1

癸亥（1803）六月十二日，史男，七岁。右脉洪大无伦，暑伤手太阴，有逆传心包之势。喘咳太甚，烦躁不宁，时有谵语，身热且呕。议两清心营肺卫之热。川连一钱，知母一钱，藿香梗一钱，竹叶一钱，丹皮一钱，生甘草八分。日二帖。

十三日　诸症俱减，热已退，但右脉仍洪，舌黄而滑，呕未尽除。飞滑石一钱，连翘一钱五分，川黄连一钱，杏仁泥一钱五分，银花一钱五分，生甘草八分，生薏仁二钱，苇根三钱，荷叶边二钱，炒知母八分。二帖。

按语：本案为小儿暑温案。小儿为暑伤太阴肺受邪。暑热伤肺，逆传心包。治宜清暑热，清肺热，也可适当加用宣肺气，热从表解。谵语神昏，紫雪丹、牛黄丸可予。暑湿碍胃，呕未尽除，邪入太阴，宜宣通三焦，兼顾和胃化湿之法。

案例 2

癸亥（1803）七月初二日，兴男，三岁。暑湿伤脾，暮夜不安，小儿脉当数而反不数，且少腹以下常肿痛，肝肾亦复虚寒。况面色青黄，舌苔白，手心时热，调理乳食要紧，防成疳疾。议脐以通为补、食非温不化例。生薏仁二钱，半夏一钱五分（炒），小枳实八分，杏仁泥一钱五分，厚朴一钱五分，白蔻仁四分，焦神曲一钱五分，扁豆一钱（炒），广皮炭八分，小茴香一钱（炒），生姜三小片（煨），鸡内金一钱。四帖。

初六日　前证已愈，惟脾尚虚弱，以疏补中焦为主。

按语：本案为暑湿伤脾，邪入下焦证，暑湿寒凝下焦，治从健脾温通下焦，法宜宣通肺气，助中焦运化，化未尽宿滞，通下焦腑气，微温下焦腐熟之力。

案例3

田，十四岁。暑温误下，寒凉太多，洞泄之后，关闸不藏，随食随便，完谷丝毫不化，脉弦。与桃花汤改粥法。人参、赤石脂末、干姜、甘草（炙）、禹余粮细末、粳米。先以人参、甘草、干姜三味煎，去渣，汤煮粥成，然后和入赤石脂、禹余粮末。愈后补脾阳而大健。

按语： 本案为暑温误下，寒凉太多，转脾陷洞泄之证。治宜温中散寒、收敛固涩之法。吴鞠通予以桃花汤改用桃花粥，甘温固涩。此案可以看出，治疗暑湿热病，甚或其它热病，不可一味寒凉，否则攻伤脾胃，宜温之、固之、益下陷之气为上。

6. 小儿瘛疭案

案例1

乙丑（1805）九月十六日，陈，三岁。燥气化火，壮热，舌黄脉数，瘛疭而厥。法宜辛凉解肌。切忌发表。银花八钱，羚羊角三钱，黄芩二钱，连翘六钱，苦桔梗六钱，丹皮三钱，杏仁四钱，牛蒡子三钱，甘草二钱，薄荷二钱。共为粗末，分五包，一时许服一包。芦根汤煎，去渣服。

十七日　燥气化火，身壮热，渴甚。于前方内去薄荷、羚羊角、牛蒡子、丹皮，加煅石膏、生地、麦冬、炒知母。

按语： 本案为小儿瘛疭案。燥气化火，壮热瘛疭而厥，舌黄、脉数。辨证属热，急当清热养阴、潜阳镇逆，应予玉女煎、清营汤化裁，辛凉解肌，忌用。

案例2

乙丑（1805）闰六月二十八日。岳，八个月，未及岁之儿。温毒头肿，既痉且厥，壮热气促，脉极数。大恐真阴不胜阳邪，先以普济消毒宣毒外出，必去升麻、柴胡之直升少阳、阳明者，加犀角、羚羊角泻心胆之热。

连翘六钱，苦桔梗三钱，薄荷二钱，银花六钱，牛蒡子六钱，芥穗二钱，元参五钱，板蓝根二钱，天虫三钱，马勃三钱，人中黄二钱。共为粗末，分八包，一时许服一包。外以鲜荷叶一张，鲜芦根一两，煎汤代水。加犀角镑，四钱，羚羊角镑，四钱，另包，不必为末，于前药每包加犀角五分，羚羊角五分，同煎。

按语： 本案为小儿瘈疭案。八月婴儿，温毒痉厥，症见壮热、气促、脉数，治以清热解毒，予普济消毒饮化裁。

案例3

六月初九日，吴，三岁。辰刻以跌扑惊后瘈疭，至戌正始醒，醒后身大热，口渴脉数，舌无苔。用复脉汤六帖，热退脉静。又服二帖而安。

按语： 本案为小儿瘈疭案。吴鞠通《温病条辨》云："热邪深入，或在少阴，或在厥阴，均宜复脉。"复脉汤即加减复脉汤，由炙甘草、干地黄、生白芍、麦冬、阿胶、火麻仁组成，取其滋阴养血、复脉定悸之功。

7. 小儿痘证案

案例1

二十六日，某男。风温发热三天，耳冷尻冷，已有微点，谨防天花。法宜辛凉解肌，芳香透络。最忌三阳表药多汗，致成痒塌。苦桔梗三钱，牛蒡子二钱（研，炒），桑叶三钱，甘草一钱，芥穗一钱五分，连翘三钱，薄荷八分，银花三钱，白茅根三钱。当日晚大泻水粪，加黄芩三钱，泻止。

二十七日 虚寒痘二朝，甫二日，热退其半，神气安静，大便溏泄，布痘不多，亦属均称。但痘形扁阔根松，色亦过淡。观其皮色，脾经素有饮食伤损。议异功、保元合法。人参一钱，生於术二钱，生绵芪三钱，云苓块三钱，广皮二钱，炙甘草二钱，广木香一钱五分。

二十八日 仍用前方。

初七日 十二朝，痘虽稀少，浆行薄弱，腰下尚未结痂。乘此机会，再用保元以助余浆。人参一钱，云苓块三钱，绵芪三钱，生薏仁三钱，炙甘草一钱五分。

初八日　仍用前方。

按语：本案为风温发热痘证案。治以辛凉解肌，芳香透络。患儿出现泻水便后，予以黄芩三钱，泻止。黄芩为治疗湿热泻痢、腹痛之要药。黄芩偏于清上焦火热，治疗血热斑疹，尤为适宜。

案例2

庚申（1800）六月　周女，一周零一月。庚申六月　身热耳冷，隐隐有点，防痘，夏令感温暑而发，先宜辛凉解肌，令其易出，切忌辛温发表，致表虚发痒，溃烂，且助温热。连翘三钱，甘草一钱，苦桔梗三钱，芦根三钱，炒银花三钱，薄荷八分，芥穗八分。

初二日　点出未透，仍宜解肌。照前方。

初三日　险痘三天，来已出齐，但顶陷色暗，与活血提顶法，再色白皮薄，两太阴素虚之体，此痘如用羌活、防风，必致塌痒，进苦降必致泄泻。当归二钱，苦桔梗一钱，焦白芍钱半，银花三钱，白芷二钱，黄芩炭钱半，木通二钱，紫草八分，南山楂炭一钱，连翘二钱，暹逻犀角一钱。

初四日　气虚则根松顶陷，血郁则色淡盘软，毒重则攒簇，且与消毒活血提顶，扶过七日，能用补托，方可有成。不然，九朝塌痒可虑，况现泄泻。当归二钱，土炒甘草钱半，白芷二钱，红花一钱，暹逻犀角三钱，皂针一钱，羚羊角三钱，连翘三钱，苦桔梗二钱，紫草钱半，炒银花三钱，公鸡冠血每大半黄酒杯点三小匙。

初五日　痘五天半，气虚不能解毒外出，牵延时日，必致内陷塌痒，今日仍然外感用事，未敢大补，亦须少用托法。白芷二钱，连翘钱半，丹皮二钱，皂针钱半，苦桔梗二钱，白归身三钱，甘草五分，紫草一钱，燕窝根五钱，生绵黄三钱，鸡冠血三五匙。浓煎一茶杯，服完，渣再煮浓半杯，明早服。

初六日　六天少用补托，业已起胀，颜色颇鲜，但皮薄壳亮。今日须大补，明日须峻补。生绵黄五钱，苦桔梗三钱，鸡冠血每一酒杯点三滴，炙甘草钱半，紫草二钱，党参三钱，白归身三钱，广皮炭一钱，白芷二钱，川芎一钱，燕窝根一两。公鸡汤煎药。

初七日　两用托补，色鲜而润，陷者复起，但清浆十之二三，亮壳颇多。今到七日，脏腑已周，气血用事，正好施补气载毒之方。生绵芪五钱，广皮一钱，炙甘草二钱，白芷一钱，苦桔梗三钱，人参一钱，广木香八分，煨肉果钱半，川芎四分，燕窝根一两。公鸡汤煎药。

八天，痘顶圆绽者不过一二，头面行浆，胸背清浆三四，四肢全然空亮，根盘色淡。此气血两虚，急宜峻补，用参、归、鹿茸，合陈氏异功法。人参一钱，归身六钱，煨肉果二钱，黄毛茸五钱（水黄酒另煎），苦桔梗三钱，白芷三钱，广木香一钱，炙甘草三钱，燕窝一两，生绵芪一两，茯苓块三钱，广皮炭三钱，公鸡汤一中碗。此药煮成四茶杯，加茸汁半茶杯，鸡汤一中碗，燕窝汤一碗，和匀上火煨浓，小人服一半，乳母服一半。

初九日　九天昨用峻补，两臂虽有黄浆，四肢仍然空亮，泄泻之故，用文仲大异功散。生嫩芪一两，人参一钱，广木香二钱，当归五钱（土炒），煨肉果三钱，广皮炭二钱，煨诃子三钱，于白术五钱（炒），上肉桂一钱（研细去粗皮），茯苓块六钱，炙甘草三钱，鹿茸尖六钱（酒煎）。

初十日　即于前方内，去肉桂、鹿茸尖、归身，减黄四钱，加：泽泻五钱。

十一日　照前方。

十二日　即于前方内加：薏米仁五钱。

十三日　浆未十分满足，四肢间有破损，难保无痘毒咳嗽等事，兹用利水以助结痂，驱逐余毒，即在其中，所谓一举两得者也。洋参三钱，泽泻三钱，广皮炭一钱，茯苓块五钱，生苡仁八钱，炙甘草钱半，焦於术三钱，广木香三钱，煨肉果二钱，煨诃子二钱。

十四日　脚肿胸闷溲短，水不利也。茯苓块五钱，炒银花二钱，冬白术三钱，泽泻二钱，生苡仁五钱，广皮炭钱半，飞滑石二钱，连翘二钱，五谷虫钱半。

按语：本案为暑湿感疫发痘。因"夏令感温暑而发"感染时疫，热毒深重，气热郁肺内伤营血，从肌肤外发为痘。治疗宜清肺经气分热邪，凉营透疹解毒。方用银翘散加减，服后疹陆续透发，热从肌肤透达。痘疹出透后，不可用羌活、防风等辛温香窜之品，否则助热伤阴，易诱发高热抽搐。治宜清热解毒，凉血活血。待痘证中期，"色淡盘软"，在活血解毒的基础上酌情加补托之药，以托里透脓。痘证后期，气血两虚，脾虚泄泻，水饮停聚，治宜清热解毒，峻补气血，实脾利水。

案例 3

嵩女，五个月，初十日。相火用事，病民病温，防发痘，先宜辛凉达表，切忌发汗。连翘二钱，银花二钱，甘草一钱，苦桔梗二钱，杏仁粉二钱，薄荷五钱，芥穗八分，芦根三把，牛蒡子二钱。

十一日　险痘一天。连翘二钱，银花二钱，苦桔梗二钱，甘草一钱，紫草一钱，芦根二两，归须八分，薄荷八分，牛蒡子二钱，芥穗一钱。煎汤代水。

十二日　脾经险痘二天，色重粘连，船小载重，夜间烦躁，先以活血败毒。楂肉三钱，大黄一钱，连翘二钱，当归八分（土炒），银花五钱，桃仁泥八分，地丁三钱，苦桔梗二钱，红花三分，人中黄一钱，丹皮二钱，犀角一钱，猪尾膏三小匙，白茅根一两。煎汤代水。

十三日　险痘三天，色重粘连，间有陷顶，议凉血提顶。连翘二钱，细生地钱半，银花钱半，归须八分，苦桔梗一钱，白茅根三钱，甘草八分，犀角八分，红花五分，羚羊角二钱，丹皮二钱，芦根三把。

十四日　险痘四天，形色俱有起色，但顶平便溏耳，将就可望有成。生黄芪三钱，茯苓块三钱，炙甘草钱半，沙洋参一钱，白芷一钱，炒山甲一钱，白茅根三钱，皂针八分，白术炭二钱，炒银花二钱，鸡冠血三小匙。公鸡汤煎药。

十五日　五天即于前方内，去银花、鸡冠血，加：广皮一钱。

十六日　六天虽然行浆，但色灰便溏。焦於术钱半，广木香一钱，诃子肉一钱，茯苓块三钱，煨肉果钱半，炙甘草二钱，绵黄芪三钱，广皮炭一钱，洋参二钱（姜汁炒）。水煎浓。

十七日　七天业已回浆，十分全功，但便溏湿重，仍有意外之虞，法宜实脾利水。焦於术三钱，广木香一钱，茯苓块三钱，诃子肉一钱，生苡仁三钱，煨肉果一钱，广皮炭八分，人参一钱（姜炒），炙甘草一钱。

按语：本案为小儿痘疹。首先治以清热解毒、辛凉达表，方用银翘散去竹叶加杏仁。第二日，去杏仁，加紫草、当归须，增强活血之功。第三日予以桃仁、红花等加大活血药物力度，并以人中黄、丹皮、犀角清营分热。第四日，以细生地、白茅根、羚羊角增强凉血之功。茯苓炭、白术块补脾，山甲炒制，甘草炙用，加强温中补虚之功。鸡冠血咸，走血透肌。第五日，去银花、鸡冠血，加广皮，行气燥湿。第六日重在补脾止泻。第七日痘疹回浆，但仍便溏重，予以实脾利水止泻。

吴鞠通

后世影响

一、历代评价 🦢

　　《温病条辨》是论述温病辨证论治的专著，后世有将之誉为中医温病学的经典著作，认为此书是治温病必读之书，乃"治温之津梁""是书一出，大江南北三时感冒取则有凭焉"等，足见该书的重要价值与深远影响。

　　方药中、许家松编《名家中医温病汇讲》一书中，对吴鞠通《温病条辨》的评价，体现了清代及近现代不少医家的看法。书中指出，《温病条辨》是在继承《内经》《伤寒论》的基础上，全面、系统、有创见、集大成地论述温病辨证论治的一部专著。《温病条辨》全面继承了《内经》关于温、热、暑病的论述，以此作为指导思想和理论基础，贯穿于全书理法方药之中。同时，《温病条辨》大量应用了《伤寒论》的理法方药。《温病条辨》虽然直言不讳师承叶天士，取论于刘河间，取长于吴又可、喻嘉言，取法于罗谦甫等人。但吴鞠通都以《内经》论温热的精神加以融会贯通，并经过个人临床验证，集其大成而又加以整理提高。在上述基础上，吴鞠通全面地、系统地、有创见地论述了温病的辨证论治规律。吴鞠通所创立的三焦辨证纲领，正确地反映了多种热性病的传变规律，强调了按脏腑进行定位诊断和治疗。在治疗方法上，他提出养阴、清热两大法则，正确地总结出温病的治疗规律。他创制的许多名方，经过近二百年的考验，至今仍广泛应用，疗效可靠。他对温病的论述，从温、暑、湿、燥，到疫、毒、疟、痢、疸、痹，极为广泛而全面；对每一种病，从发病到善后调理，理法方药贯穿一致，系统而严密。因此，可以说在明清时代的温病学著作中，

《温病条辨》是最具系统性、完整性的一部。但此书中，也指出《温病条辨》的某些不足之处。如对温病起于手太阴的问题、温病病名问题、伏气问题、首用桂枝汤问题，引用经文不严谨甚至杜撰的问题，以及若干粗疏之处等。但总属大纯小疵，瑕不掩瑜。因此《温病条辨》问世近二百年来可谓流传不衰，至今仍有系统学习和研究的必要。

《温病条辨》的问世，标志着由吴又可、叶天士等先行者创建的温病证治体系，经过吴鞠通的系统论述、整理提高，趋于成熟与完善。因此在温病学史上，《温病条辨》是一部里程碑式的著作。不仅如此，从《伤寒论》问世以来，在论述外感热性病的著作中，《温病条辨》也算得上是最系统、最完整的一部。因此，堪称为"羽翼伤寒"之作。

2006年，为了缅怀吴鞠通，弘扬其学术思想与高尚医德，江苏淮安市楚州区政府修复吴鞠通故居遗址，建立了"吴鞠通中医博物馆"。2007年7月，吴鞠通铜像在淮阴落成揭幕。同年。在淮安市举办了"纪念温病学家吴鞠通诞辰250周年高层学术论坛"，并成立了吴鞠通纪念馆和吴鞠通中医研究院。

二、学派传承

吴鞠通有关温病的学术思想源于《内经》。其云："学者必不可不尊经，不尊经则学无根柢，或流于异端。然信经太过，死于句下则为贤者过之。"还指出："本论悉遵《神农本草经》《内经》《难经》《玉函经》《临证指南》，以及一生体验为准。诸家可参考而不可恃者也。"在《温病条辨》首卷《温病条辨·原病篇》，将《内经》中有关论温、热、暑病的重要记述，一一摘录，详加注释。其中有不少精辟的解释，足见其研究《内经》功夫之深。不仅如此，从引经十九条中还可以看出，《温病条辨》关于温病的辨证大纲，立法处方原则，无不悉本《内经》。同时，吴鞠通以《伤寒论》为医门之"金科玉律"，在《温病条辨》一百九十八方中，其中用张仲景原方者约占五分之一。若再加上加减方，所占的比例就更大了。就连《温病条辨》的体裁，也是仿效《伤寒论》，采取逐条明辨，言简易记的条辨形式。对张仲景以下后世医家，吴鞠通主张参考百家，取其精妙，去其驳杂。其中对吴鞠通影响较大的主要有刘河间、吴又可、叶天士、喻嘉言诸家。吴鞠通论温病，以三焦为纲辨证论治，受叶天士影响最深。《温病条辨》中的理法方药，不少是在叶天士医案的基础上加以整理提高而成。他对叶天士推崇备至，把叶天士医案列为可遵可法的医经之一。他赞扬叶天士善用古方，善汇众善"博而能精""精思过人""持论平和，立法精细""迥出诸家之上"。因此，吴鞠通一再表明，他就是要将这些散见于医案中的"散金碎玉"整理出来，"摭拾其大概，粗定规模，俾学者有路可寻"。吴鞠通在治学方面是学有根底、善师众长的。但是，这一切都没有代替他自身的医疗实践，他在经历了温疫大流行的考验之后，才落笔写成《温病条辨》一书。正如他在自序中所述："瑭进与病谋，退与心谋，十阅春秋，然后有得，然未敢轻治一人……因有志采辑历代名贤著述，去其驳杂，取其精微，间附己意，以及考验，合成一书，名曰《温病条辨》。"这段自述，最清楚不过地说明吴鞠通思想的学术渊源。温病学说起源于《内经》和《难经》，其后历代诸家都有阐发，以清代学者的贡献最大，特别是叶天士、吴鞠通、王孟英等大家。而吴鞠通所著《温病条辨》，则成为后世研究温病学术的纲领性文献。其创立的三焦之说与叶天士所倡卫气营血论，二者纵横交织，组成了温病辨证的体系，对温病学的发展起到了巨大作用。

淮安医家奉《温病条辨》为经典，当地医学得到空前的发展，造就了大批著名医生和医学世家，形成了以吴鞠通为宗师、以楚州区为中心的山阳医学流派。"山阳"，即指淮安楚州，包括现在的淮安、宿迁、盐城、连云港和扬州、徐州等市的部分地方。故山阳医派又称淮医学派、苏北医学流派。该派有史可考的医家 500 多人，遗有著作百余部，以吴鞠通为宗师，以温热病研究为中心，在海内外具有深远影响，为中医学术发展作出了很大贡献。吴鞠通为温热派的代表医家之一。山阳医家以吴鞠通为宗师，不仅在临床上学习和应用吴鞠通的温病学思想，而且注重宣传、光大其温病学思想。山阳中医源远流长，吴鞠通之后又相继出现几位山阳医派的代表人物。刘氏医门中以刘少方为代表，张氏医门中以张一周为代表，汪氏医门中以汪筱川为代表。其中，汪筱川致力提倡医学，创立"山阳医学校"，成立山阳医学研究会，以继承发扬山阳医学。在清末民初鼎盛时期，与苏州吴门医派、常州孟河医派齐名，有"南孟河，北山阳"之说。民国初年，山阳医派得到了进一步发展。古河下镇诊所、药铺林立，喻为"丛医镇"。山阳派的学术特征是：以三焦辨证施治，轻透权衡；治湿热，宣展气机，清灵流动；治温热，存津保液，滋阴救精；施下法，区别应用，扩展变通；学前贤，师古不泥，方法更擅新裁，园机活法而多变；古法活用，运化经方，方随证变。

据悉，山阳医派从形成至今名医达 500 多人。清朝末年有李宗坤、刘金方、高映青、何金扬、王丹林、季风书、刘小泉、韩达哉、范萃儒、刘鹗等。如近代有影响的中医名流，北京有张菊人、扬子谦、余瀛鳌、程萃农等；上海有刘树农、朱伯屏、姚肃吾；苏州有邱慕韩；河北有岳伟德；徐州有高行素；高邮有汪蔼塘；淮阴有高景堂；涟水有马景乐；响水有许益升；济南有杜小缘等。"吴鞠通与山阳医派"已被淮安市人民政府批准为首批市非物质文化遗产。

三、后世发挥

吴鞠通《温病条辨》问世之后，即成为中医临床医生的重要参考书。以其理论的创新性和指导临床的实用性而成为中医学每个人必修的课程之一，至今仍有效地指导着外感热病和许多内科杂病的诊治。吴鞠通创立的温病三焦辨证方法，分析病因病机、确定病变部位、判断病势轻重、把握病情传变，为确立治疗方法提供了依据。吴鞠通一生创制了不少卓有成效的方剂，如最著名的"安宫牛黄丸"是北京同仁堂的著名产品；"银翘解毒丸"等银翘类中成药，都是吴鞠通的"银翘散"方的变名；其他还有"桑菊饮""三仁汤""青蒿鳖甲汤""生脉散"等几十种传世名方，至今仍在临床广泛使用。《吴鞠通医案》为吴鞠通晚年搜集一生的临床治验总结而成。其所收录的300余例验案，辨证准确、论治精当、记录完整、说理透彻，对其后各家诊治温病和临床相关的疾病颇具参考价值。

现代大量的临床实践证明，在诊疗具有温病特点的多种急性传染病，如流行性感冒、流行性乙型脑炎、流行性出血热、流行性腮腺炎、猩红热、麻疹、伤寒和副伤寒等，以及急性感染性疾病，如肺炎、急性支气管炎、急性扁桃体炎等过程中，以吴鞠通的温病学思想和临床实践为指导，确实可以起到良好的治疗效果。董建华曾说："吴鞠通的这些制方，师承于古人而超越了古人，其独到之处是：泻中有补，清中有泻，宣通结合。因此可以说这是祖国医学史上一项了不起的发明创造，是值得我们认真学习和细心研究的。"吴鞠通认为，温病的发生虽然是多种因素综合作用的结果，但是不容忽视自然因素，包括时间、空间、气象等对温病发生流行的影响。运气理论与气象密切相关，在一定条件下可以作为参考。为当今一些传染病的发生提供预警，重视运气变化对疾病的影响，是中医值得发掘和研究的领域。

综上所述，吴鞠通作为一代名医，为温病学的发展做出了杰出的贡献。其学术思想可谓是中医学的瑰宝，其所著《温病条辨》及其诸多温病医案，成为温病教学、科研、临床的重要参考文献。吴鞠通明确提出了四时温病的范围和种类，为温病病种的划分确立了理论依据。在辨证方面，他创造性地提出了三焦辨证理论，由上及下、由浅入深，旨在"认证无差"。确立了三焦分证的治则，归纳出辛凉解表、清热化湿、透营清热、养阴生津等治法，制定了银翘散、桑菊饮、三仁汤、加减复脉汤等温病名方。吴鞠通创立三焦辨证理论，制定三焦治疗大法，被后世称为温病四大家之一。当今，面对新发突发传染病，寻找新的诊疗思路、方法及药物，有效地应对现代传染病的威胁，成为当前和未来中医界面临的重大课题。因此，吴鞠通的治学精神和学术成就值得继承和发扬。系统总结研究吴鞠通学术思想和诊疗经验，对温病理论的继承与发展，对于防治新发突发传染病和感染性疾病，具有重要的现实意义。

［1］清·吴瑭.南京中医药大学温病学教研室整理.温病条辨［M］.北京：人民卫生出版社，2005.

［2］李刘坤.吴鞠通医学全书［M］.北京：中国中医药出版社，2005.

［3］严冰.《温病条辨》评析［M］.北京：中医古籍出版社，2007.

［4］刘景源.《温病条辨》通俗讲话［M］.北京：中国中医药出版社，2008.

［5］杨进.《温病条辨》导读［M］.北京：人民军医出版社，2008.

［6］方药中，许家松.名家中医温病汇讲［M］.北京：人民卫生出版社，2009.

［7］畅洪昇.吴鞠通传世名方［M］.北京：中国中医药出版社，2013.

［8］宋恩峰，黄延荣.吴鞠通经典医案赏析［M］.北京：中国中医药出版社，2015.

［9］邓克均，黄子琼.对吴鞠通《解儿难》的研讨［J］.成都中医学院学报，1979（4）：21-23.

［10］单书健.试论吴鞠通对仲景学说的继承和发展［J］.吉林中医药，1983（2）：4-7.

［11］宋知行.吴鞠通《解儿难》的学术见解［J］.陕西中医，1986，7（5）：232-233.

［12］徐景藩.《吴鞠通医案》胃痛呕吐篇初析［J］.南京中医学院学报，1986（4）：5-6.

［13］韩中平，张文.从《温病条辨》看吴鞠通的学术思想特点［J］.西安医科大学学报，1987，8（1）：89-90.

吴鞠通

参考文献

[14] 徐景藩. 论吴鞠通重视胃阴的学术思想 [J]. 江苏中医, 1988 (7):
　　　26-28.

[15] 许家松. 吴鞠通三焦辨证源流考辨 [J]. 新中医, 1989 (5): 14-16,
　　　34.

[16] 肖森茂, 彭永开. 试论吴鞠通三大治则中顾护脾胃的思想——兼谈
　　　脾胃对温热病证治的意义 [J]. 浙江中医学院学报, 1989, 13 (2):
　　　10-11.

[17] 李应存. 吴鞠通产后病论治特色初析 [J]. 贵阳中医学院学报, 1994,
　　　16 (4): 1-2.

[18] 耿耘, 秦小珑. 谈温病的治疗禁 [J]. 中医函授通讯, 1995 (4): 14-15.

[19] 王彦晖. 吴鞠通治疗痹症特色 [J]. 浙江中医杂志, 1996 (4): 174-
　　　175.

[20] 陈果然. 吴鞠通治血特点探微 [J]. 南京中医药大学学报, 1996, (3):
　　　9-10.

[21] 李刘坤. 吴鞠通内伤杂病辨治特色 [J]. 北京中医药大学学报, 1997,
　　　20 (6): 26-27.

[22] 吴德. 吴瑭治疗痰饮经验浅析 [J]. 浙江中医杂志, 1999, 35 (4):
　　　139-140.

[23] 刘学俭. 吴鞠通治疗咳嗽特色探析 [J]. 江苏中医, 2001, 22 (4): 3-4.

[24] 沈开金. 吴鞠通儿科学术观点浅探 [J]. 吉林中医药, 2003, 23 (2): 3.

[25] 何征. 吴鞠通对叶天士在方剂学上的继承与发挥 [J]. 中医药学刊,
　　　2003, 21 (6): 944, 958.

[26] 马卫国. 吴鞠通温病治疗禁忌思想探讨 [J]. 四川中医, 2003, 21 (9):
　　　1-2.

[27] 刘景源. 《温病条辨》评介——吴鞠通学术思想探讨 (二) [J]. 中国

中医药现代远程教育，2005，3（8）：23-25.

[28] 申霞.吴鞠通妇产病学思想特色探析［J］.中医研究，2006，19（10）：62-63.

[29] 吴厚庭.吴鞠通《医医病书》学术思想探析［J］.福建中医药，2006，37（4）：44-45.

[30] 周丽雅，岳冬辉，孙耀东.吴鞠通学术成就探析［J］.中国中医基础杂志，2007，13（2）：160-161.

[31] 闫东庆.浅析《温病条辨》痢疾治法特点［J］.中国中医急症，2007，9（16）：1117-1118.

[32] 夏小军.浅谈吴鞠通对中医儿科的贡献［J］.中医儿科杂志，2007，3（3）：6-8.

[33] 徐愿.吴鞠通论治痹证的文献研究［D］.北京中医药大学硕士研究生论文，2007：6.

[34] 王兆军，王殿虎.吴鞠通与温病学说.纪念温病学家吴鞠通诞辰250周年高层学术论坛.江苏淮安，2007：216-219.

[35] 王修锋.“温病忌汗”论探讨.纪念温病学家吴鞠通诞辰250周年高层学术论坛.江苏淮安，2007：191-192.

[36] 陈清.吴鞠通医籍考.纪念温病学家吴鞠通诞辰250周年高层学术论坛.江苏淮安，2007：237-241.

[37] 朱爱民.再谈吴鞠通的文化历史地位.纪念温病学家吴鞠通诞辰250周年高层学术论坛.江苏淮安，2007：220-221.

[38] 张志斌.吴瑭及其《温病条辨》的学术思想研究［J］.浙江中医杂志，2008，43（1）：1-4.

[39] 胡向阳，张荣华.吴鞠通论治虚劳经验探析［J］.江苏中医药，2008，40（5）：21-22.

［40］李源，郭亦男.吴鞠通《温病条辨》对中医儿科的贡献［J］.长春中
　　　　医药大学学报，2008，24（2）：126-127.

［41］王剑发.《温病条辨》三焦分治考释［J］.新中医，2009，41（4）：
　　　　110-112.

［42］乔平.《温病条辨》养阴思想与"动"性病症相关性的理论探讨［D］.
　　　　山东中医药大学硕士论文，2009：6.

［43］顾武军.吴鞠通对《伤寒论》的继承与发展［J］.南京中医药大学学
　　　　报，2009，25（2）：84-86.

［44］王兆军，卜开初，朱爱民.吴鞠通故里小考［J］.第十二届全国中医
　　　　药文化学术研讨会，2009（10）：253-258.

［45］耿学英，宋乃光.吴鞠通论治湿热病特点探析［J］.中华中医药学刊，
　　　　2009，27（2）：417-418.

［46］彭丽坤，陈仁寿.《温病条辨》用药特色探讨［J］.吉林中医，2009，
　　　　29（4）：353-354.

［47］王兆军，王兆凯，王殿虎.重温叶桂和吴瑭对温病学说的贡献［J］.
　　　　四川中医，2010，28（2）：52-53.

［48］王蕾，秦玉龙.吴瑭辨治中风经验［J］.吉林中医药，2010，30（1）：
　　　　82-84.

［49］杨建华.山阳医派的形成与城展初探［J］.江苏中医药，2010，42（4）：
　　　　8-10.

［50］马晓北.吴鞠通从湿辨治温病步骤与方法探析［J］.中国中医基础医
　　　　学杂志，2010，16（8）：636-637.

［51］岳冬辉.吴鞠通从运气学说论治温病的贡献与特色探析［J］.中国中
　　　　医基础医学杂志，2010，16（12）：1094-1095.

［52］苗裕.江苏温病流派学术思想及临床经验研究［D］.南京中医药大学

博士学位论文，2010.

［53］刘建军，孙向党.吴鞠通温病治禁浅析［J］.实用中医内科杂志，2011，
2（11）：30-32.

［54］陈禧，上官慎康.吴鞠通对中医儿科的贡献［J］.中医杂志，2011，52
（16）：1435-1437.

［55］丁宝刚.基于象思维的吴鞠通学术思想研究［D］.北京中医药大学博
士研究生学位论文，2012.

［56］张效东.《温病条辨》疟病诊治特色探析［J］.江苏中医药，2012，44
（7）：4-5.

［57］王飞雪，王大伟，王玉贤等.吴鞠通运用舌诊规律浅析［J］.河南中
医，2015，35（6）：1230-1232.

［58］陆为民.《温病条辨》"透邪"特点浅析［J］.四川中医，1996，14
（11）：3-4.

［59］刘建军，孙向党.吴鞠通温病治禁浅析［J］.实用中医内科杂志，
2011，2（11）：30-32.

汉晋唐医家（6名）

张仲景　王叔和　皇甫谧　杨上善　孙思邈　王　冰

宋金元医家（18名）

钱　乙　成无己　许叔微　刘　昉　刘完素　张元素
陈无择　张子和　李东垣　陈自明　严用和　王好古
杨士瀛　罗天益　王　珪　危亦林　朱丹溪　滑　寿

明代医家（25名）

楼　英　戴思恭　王　履　刘　纯　虞　抟　王　纶
汪　机　马　莳　薛　己　万密斋　周慎斋　李时珍
徐春甫　李　梴　龚廷贤　杨继洲　孙一奎　缪希雍
王肯堂　武之望　吴　崑　陈实功　张景岳　吴有性
李中梓

清代医家（46名）

喻　昌　傅　山　汪　昂　张志聪　张　璐　陈士铎
冯兆张　薛　雪　程国彭　李用粹　叶天士　王维德
王清任　柯　琴　尤在泾　徐灵胎　何梦瑶　吴　澄
黄庭镜　黄元御　顾世澄　高士宗　沈金鳌　赵学敏
黄宫绣　郑梅涧　俞根初　陈修园　高秉钧　吴鞠通
林珮琴　章虚谷　邹　澍　王旭高　费伯雄　吴师机
王孟英　石寿棠　陆懋修　马培之　郑钦安　雷　丰
柳宝诒　张聿青　唐容川　周学海

民国医家（7名）

张锡纯　何廉臣　陈伯坛　丁甘仁　曹颖甫　张山雷
恽铁樵